老衰死

大切な身内の
穏やかな最期のために

NHKスペシャル取材班

講談社

はじめに

ＮＨＫ大型企画開発センター　プロデューサー　**松本卓臣**

「作家の阿川弘之さんが老衰のため、東京都内の病院で亡くなりました。94歳でした」

戦後70年を迎えた２０１５年の夏。多くの戦争関連の特集番組が並ぶなか、テレビのニュースが偉大な作家の業績と訃報を伝えていた。私の意識が集中したのは、その死因だった。老衰死――。新聞の訃報欄でもしばしば目にしてきた死のかたち。決して特殊ではない亡くなり方に過敏になっていたのは、当時、その死の正体に迫り、映像化するという前例のない番組と格闘していたからだった。

ＮＨＫスペシャル「老衰死～穏やかな最期を迎えるには～」（２０１５年９月20日

放送）の制作にかかわり始めたのは、２０１４年の冬。当時、同じ首都圏放送センターという部署で、ともに番組制作を担っていた西山穂《みのる》ディレクターが書いた１枚の企画書がきっかけだ。ＮＨＫでは年に複数回全国の放送局から番組提案書を募集する。ディレクターたちが長いあいだ温めてきた企画や、ローカルで実績を残した番組を全国放送に展開させようと内容を競い合う。

西山が書いた提案書のタイトルを見て私は驚いた。提案書の最上段に書かれていたタイトルは「老衰〜こうして死ねたら悔いはない〜」というものだった。

全国から出される提案書は膨大で、ディレクターは自らの企画が採択してもらえるよう、前半部分、特にタイトルを含めた冒頭をキャッチーに書くのは定石だ。それにしても……人が老い衰えて亡くなるさまをカメラで撮るというのか？　そんなことが許されるのか？　そもそも、それを視聴者が見たいか？

次から次へと疑問がわいたが、提案書全体にはオリジナリティと妙な魅力があった。詳しく話を聞いていくうちに、それが奇を衒《てら》ったものではなく、極めて誠実で真剣なものであることがわかった。

現場は、西山が何度も足を運び、取材交渉に着手していた東京都世田谷区の特別養護老人ホーム「芦花《ろか》ホーム」。そこでは人生の終末期を迎えた入居者に、積極的な医療よりも自然なかたちの最期を迎えてもらう看取りを続けている。その結果、入居者の多くが「老衰」で穏やかに亡くなっているという。

超高齢社会に内在する問題が頻繁に報じられ、日本では悲惨な老後と、辛く苦しい孤独な死が誰の身にも降ってくると刷り込まれるばかりだ。そうした情報だけでなく、人生の終盤を前向きに考えられるような現場を取材したいという西山の訴えには、少なからず共感できた。しかしながら、老衰が「悔いのない死に方だ」と決めつけるようなタイトルには違和感を抱いた。

「そもそも老衰って、どういう定義だっけ？」

「ゆっくりと老いて、亡くなることですよ」

「まったく病気もせず、高齢だけで亡くなること？」

「いや病気が全然ないわけでもないんです」

「それじゃあ死因は病気かもしれないよな？　なんで『老い』で死んだってことにな

るの？」

「…………」

ここでふと立ち止まる。

老衰死について、あまりに知らないことが多すぎた。老いによる死とは何なのか？データの上では、老衰死は過去最高にまで増えているというが、それは一体どういうことなのか？　私はがぜん、この話に興味を持った。


私は寝る寸前まで映画かテレビを見てしまう悪癖があり、深夜、もう行き場がない崖っぷちまでチャンネルを転々とする。

最後に彷徨《さまよ》うのはテレフォンショッピング。そこに広がるのは美容と健康最優先の世界。未明まで、全力で病気を遠ざけ、いのちを長らえさせる素晴らしさをくり返す。こうした景色のなかで、姿が見えなくなっていったのが「死」だ。

身近にあったはずの死を社会全体で見えないようにフタをしているうちに、本当に見えなくなったと言うほうが正解かもしれない。人の死をそばで見守ることもなくなり、いのちの境界線で人が宿す表情や体温、空気を感じることも少なくなった。当然、「老衰死って何なんだ?」という私のような人間が次々とできあがる。私たちは全員が獲得できるかわからない〝不確かな健康〟には関心が高いが、全員に確実に訪れる〝確かな死〟については、よく知らないのだ。そして死を知らない時代のなかに、超高齢化と多死社会が現れつつある。

そのなかで、最後までひたすら病気を避けて、いのちを延ばしたいわけではないという人も増えているように思う。終末期に胃瘻《いろう》や点滴などをあえて行わず、自然な最期に身を委ねたいという考えの広がりがある。時代が死のあり方に目を向け始めているならば、いま急増しているという老衰死の姿に、改めて迫ってみることにも意義があると考えた。

ただ、この企画はテレビに向いているとはとても言えなかった。老衰死していく人たちを取材したいという申し出に許可が出るだろうか。記録できたとして、視聴者の理解が得られるだろうか。課題は山積みだったが、私はこのドキュメンタリーを何とか実現できないかと考え始めていた。

老衰死は本当に苦しくない穏やかな死なのか。人が老いによって亡くなるとき、体のなかで何が起きているのか。そのディテールに迫ってみたいと思うのと同時に、それには西山が目指す「芦花ホーム」の取材だけでは、たとえ記録させていただけたとしても難しいと考えていた。家族の最期に向き合う人たちのドキュメンタリーは可能かもしれないが、それは「老衰死とは何か」を明らかにしようとする試みとは異なる。科学的な視点が不可欠だった。

もうひとりのディレクターの顔が浮かんだ。同じ部署にいた小笠原卓哉《たくや》ディレクター。災害や医療現場でいのちと向き合ってきた小笠原に託したのは「老衰死の正体に科学的に迫ってくれ」という一点だった。言うは易しだが、取材のとっかかりになる情報が、どの程度あるかも未知数だった。

老衰で亡くなる人たちと向き合う現場を記録する。老衰死の実像に科学的に迫る。水と油のような二本柱が、結果として番組を支え合うとは限らなかったし、取材者にとっては相当な難問だったと思う。

しかし、西山は半年にわたって施設の仕事を手伝いながら、半ば住み込みのようなかたちで、入居者や家族のひとりひとりに番組の趣旨を理解してもらい、記録を実現していった。小笠原は世界最前線の老年医学の現場を飛び回り、あらゆる論文とデータを検証し、誰もつかむことのなかった老衰死の輪郭を浮かび上がらせた。ふたりの取材から、私たちの身近に、自らの最期のあり方を真剣に選んでいる人たちがいることを知った。

この番組を放送する前の年、妻の祖母が亡くなった。ひ孫にあたる私の娘と、親友のように遊んでくれた優しい人だった。家族みんなで火葬場で泣いた。

人は、その死によって、無言の姿によって、あらゆることを伝え遺す。死を視界の端に追いやり、見えにくくしてきた時代から、もう一度身近にその姿や本質を見つめなおす。苦難を乗り越えた人生の最期、老い衰えたその先の境界線には何があるのか。死を見届ける時間は、周囲に何をもたらすのか。ふたりのディレクターに、かつてない難題を託した。人には〝穏やかに最期を迎える力〟があるのか——。伝えたいというより、知りたいという気持ちで制作に当たった。

番組の実現のためにアドバイスをいただいた諸先輩方、力を尽くしてくれた制作陣。多忙を極めるなか、難解なテーマに積極的に協力してくださった日本と世界の研究者の方々。かけがえのない家族の看取りの時間を、実名、顔出しで記録させてくださった方々。そして、人生の最期のときとその意味を、無言のなかでわれわれに伝え遺してくださった方々。

みなさんの力なくして、番組はなしえなかった。この場を借りて心からお礼を申し上げたい。放送では伝えきれなかった部分も加え、この本が、自らの、そして大切な人の最期とどう向き合うかについて、考えるきっかけになればと願う。

老衰死　大切な身内の穏やかな最期のために

目次

第7章 老衰死を選んだ家族の悩みとは何か

ドキュメントパート

※本書に登場する人物の年齢、肩書などは取材当時のものです。

造本・装幀　岡　孝治＋椋本完二郎

老衰死　大切な身内の穏やかな最期のために

プロローグ　「穏やかな死」の真実を求めて

ディレクター　小笠原卓哉

「この番組が終わったら、老衰死のNスペに入ってほしいんだけど……」

プロデューサーの松本から最初に声をかけられたのは、2015年3月上旬。当時は「特報首都圏　～がん医療　あふれる情報にどう向き合う～」の制作中。放送に向けて佳境を迎えていたころだった。入局以来、自然災害や医療など、いのちにかかわる問題をテーマに取材することが多かった私は、もともとは、いのちを脅かす存在からどのように身を守り、「いのちを延ばすか」を伝えることに強い関心を持っていた。

しかし、この12年間の取材のなかで突きつけられてきたのは、そうした自分の思いとは逆の現実だった。圧倒的な自然の力を前にしたときの人間の無力さ、いかなる治療を施しても死を防ぐことができない医療の限界……。私生活でもこの半年ほど前に、肺がんを患っていた父親が62歳で他界したことも重なり、「いのち」に対する向き合い方が大きく変わりつつあった。

「人はいつか必ず死にます。その現実を受け止めることこそが、残されたいのちを輝かせることにつながると、僕は思うんです……」

がん医療に携わる医師が奇しくもインタビューでこう答えていた。編集室でこの言葉を反芻《はんすう》していた私は、今度は老衰死を通して「死を知ること」に挑戦しよう、そう思い始めていた。


この番組を最初に企画したのは、当時、首都圏放送センターの西山穂ディレクター。ともに2003年入局で、同期のディレクターのなかでも特に気心の知れた仲だった。

取材のきっかけとなったのは、終末期医療に関するネタ探しをしていた西山の目に飛び込んできた、ある情報だった。

「延命治療をしなくても、苦しむことなく穏やかに最期を迎えることができる」

この文言に興味を引かれた西山は、すぐにそうした看取りを実践している介護施設を訪ねた。苦しみのない死は本当に存在するのか、どうすればそのような最期を迎えることができるのか……それを自分の目で確かめようとしたのだ。そこで彼が出会ったのが、〃平穏死〃の提唱者として有名な石飛幸三《いしとびこうぞう》医師だった。以来、石飛さんが常勤医を務める特別養護老人ホーム「芦花ホーム」を舞台に、半年間にわたって取材を行うことになった。

なぜ10年前から老衰死が急増？

石飛さんたちが勧める〃平穏死〃に注目が集まった背景には、自然な最期に対する意識の広がりがある。内閣府が行った高齢者の意識調査（２０１２年）では、自分の病気が治る見込みがない場合、「延命のみを目的とした医療は行わず、自然に任せてほしい」と回答した65歳以上の人は91・１％で、10年前に比べて10ポイント上昇。「少しでも延命できるよう、あらゆる医療をしてほしい」は、４・５ポイント下がり４・７％にとどまった（25ページ図表１の下図）。

こうしたなか、高齢者人口の増加と平均寿命の延びにともなって増えているのが「老衰死」だ。国の統計では、老衰死の数は10年ほど前から急増し、２０１４年に初めて7万人を突破。2016年9月に発表された最新の統計では、8万4810人に上り前年比9421人増（25ページ図表2）、死因別に見ると、悪性新生物、心疾患、肺炎、脳血管疾患に次ぐ、第5位となっている。

その一方で、自分が見守る家族の側に立つと、必ずしも自然な最期を迎えさせるという選択をするとは限らない現状も見えてきた。前述した内閣府の2012年の調査によると、「家族に延命治療を受けさせたい」と回答した人は14・7%で、自分自身の延命治療を望む（5・1%、25ページの図表1上図）と10ポイント近い開きがあることがわかった。この結果から、〝自分は延命治療を望まないが、家族には延命のための医療を受けさせたい〟と考える人が、一定程度いることが想像される。

私自身もそうだったが、身近な人に死期が迫っていると感じたとき、「できることがあれば〝精一杯やる〟」のが、医療者や家族の責務だと思う人はやはり少なくないのではないだろうか。

食べたり飲んだりできなくなれば、胃瘻や点滴などによって栄養や水分を補給させる。呼吸が弱くなれば、人工呼吸器をつける。そうすることで、空腹やのどの渇き、酸素不足

図表1　延命治療に対する考え方

【質問】万一、あなたの病気が治る見込みがなく、死期が近くなった場合、延命のための医療を受けることについてどう思いますか

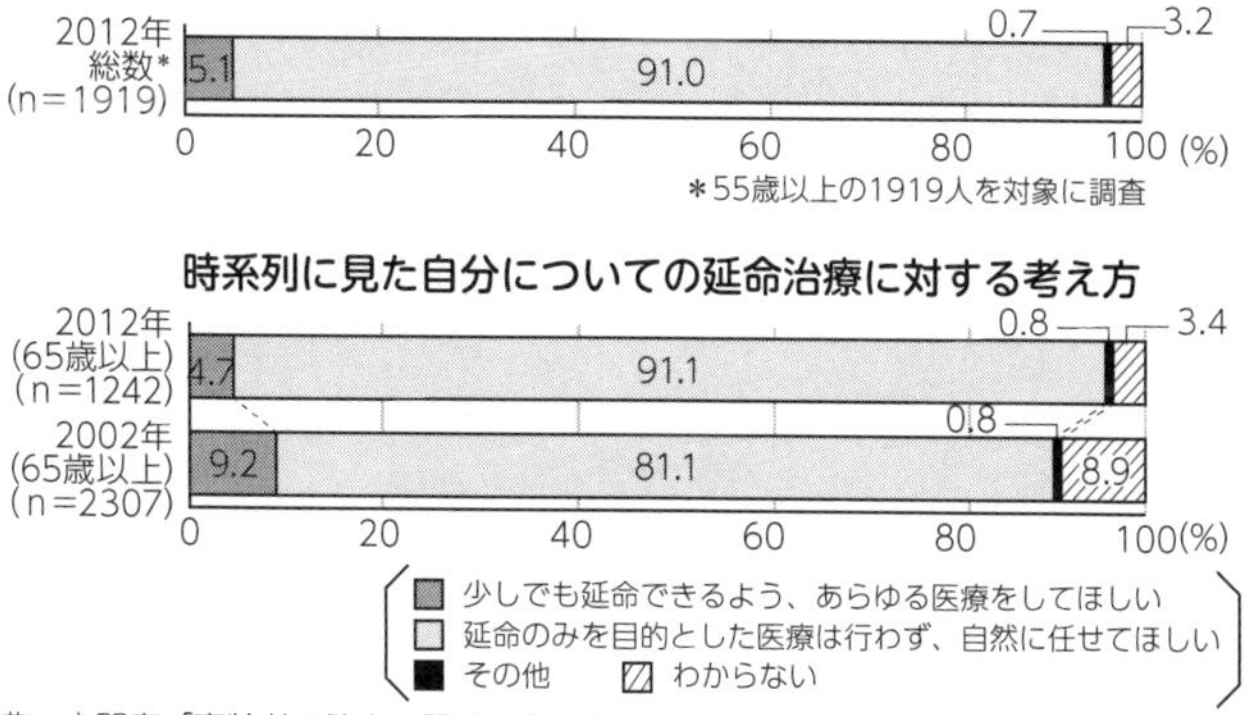

出典：内閣府「高齢者の健康に関する意識調査」

図表2　老衰死の人数の変化

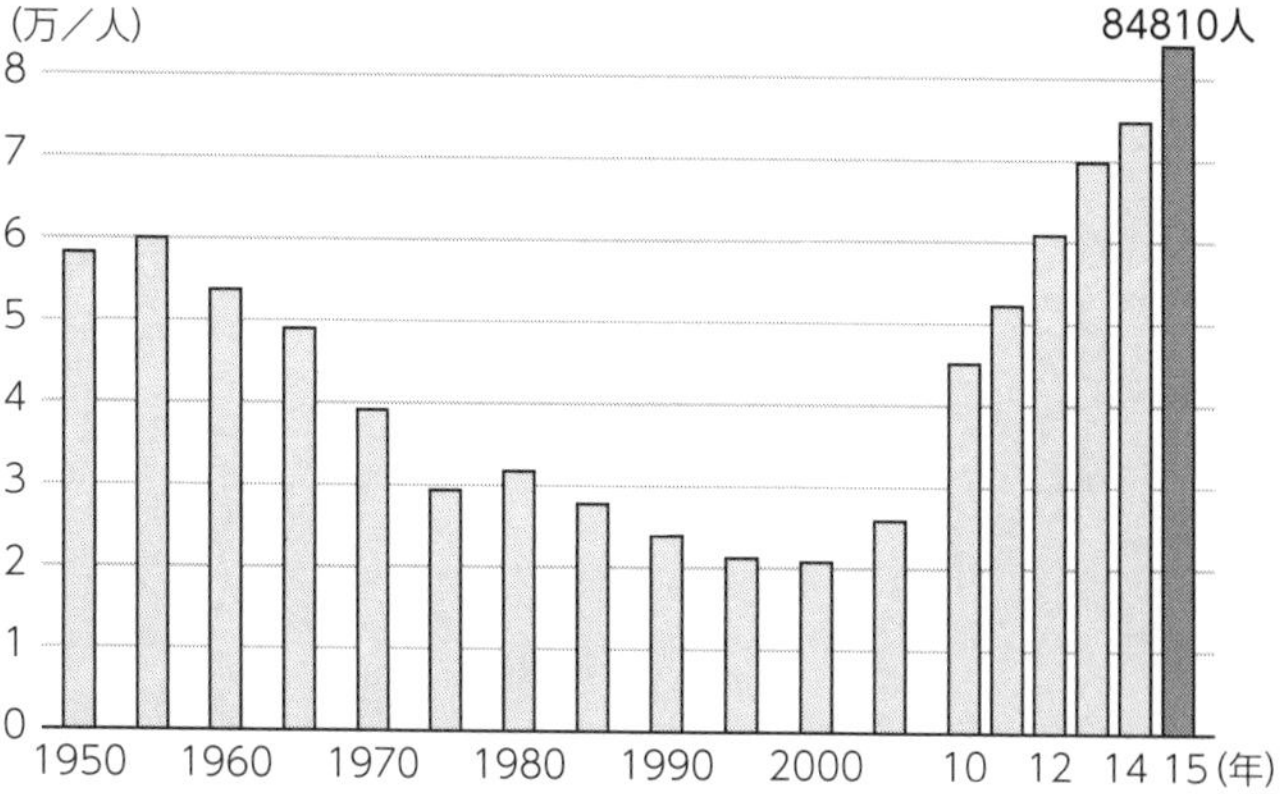

出典：厚生労働省「人口動態調査」をもとに作成

といった苦痛を取り除き、少しでも長く生きてほしいと願うだろう。

ところが、芦花ホームの取材を進めるなかで見えてきたのは、そんな家族の思いとはまったく逆の現実だった。西山は「〝延命医療をしないほうが〟、むしろ安らかな最期につながるという現実を初めて目の当たりにしたとき、その衝撃はとても大きかった」と当時の取材を振り返る。

「自分は延命のための医療を望まないが、家族には受けさせたい」

「苦しみをとるために医療を望む家族。自然な最期は苦しくないという医師」

こうした〝ギャップ〟は、なぜ生じるのか。この疑問を突き詰めて考えていった結果、行き着いたのは、つまるところ「死を知らないから」ではないか、という理由だった。

老い衰えて死に向かうとき、体にはどのような変化が起きるのか？　人はどのようにして死に至るのか？　最期は苦しいのか？　苦しくないのか？　そのことがわからない、あるいは、医学的知識や経験の差によって、医師と家族とのあいだで認識にズレが生じるために、こうしたギャップが生まれるのではないだろうか。また、そこには、病院死の多さや、核家族化、世帯分離の加速などを背景に、家族や親戚といった身近な人を看取る機会が少なくなり、死が遠い存在になっていることも関係していると思われる。

死とは何なのか、その正体を浮かび上がらせ、この番組で伝えることができれば、その現実にどう対処すればよいのかが見えてくるのではないか。

しかし、テレビで死を真正面から扱うのは、制作者としての覚悟が問われることでもある。タイトルに「死」がつくような番組を、そもそも視聴者は見てくれるのだろうか、「不謹慎だ」などとお叱りを受けるのではないか……そんな不安ももちろんあった。

だが、それ以上に、人が死ぬということについてきちんと知りたい、という気持ちが西山も私も強かったように思う。それが取材を続ける原動力となった。

密着取材と最新の研究から老衰死に迫る

松本、西山と何度も打ち合わせを重ねた結果、番組の構成は、西山が密着取材を続けている芦花ホームを舞台にした「ドキュメントパート」と、最新の研究から老衰死の謎を解き明かしていく「サイエンスパート」の2本軸にするという方針で決まった。

芦花ホームの看取りを記録するなかで見えてきた老衰死の共通現象（詳しくは第3章な

ど で後述する）の「次第に食べなくなる」「傾眠《けいみん》状態に陥る（眠り続ける）」「呼吸の仕方が変わる」「苦痛を訴えることなく、穏やかに息を引き取る」について、サイエンスパートでその現象のメカニズムに迫っていく、という構成イメージだった。

一見、何の変哲もない単純な構成に思われるかもしれない。だが、私たちにとっては、これまで経験のない挑戦的な構成だった。うまくいけば、ドキュメンタリーとサイエンスが融合することで、視聴者の「心情」に寄り添いながら、死への「理解」も深められる番組になるだろう。一方で、入所者の看取りのドキュメントのはずが、老衰死のメカニズムを解説するための材料となり、まるで実験台のように見えてしまいかねない恐れがある。

実際、こうした番組といえば、看取りの日々を記録した「ドキュメンタリー番組」か、最新研究から老化のメカニズムを紐解いていく「サイエンス番組」かのどちらかに限られていた。しかし、今回はどちらの要素もなければ成立しない番組となる。「本当にそんな番組が成り立つのだろうか……」、これまでにない挑戦を前に、重圧が高まっていった。

老衰死とは何なのか。その真実を求める旅は、日本から始まり、老化研究大国のアメリカ、福祉国家スウェーデン、ホスピス発祥の地・イギリスへと続くことになった。

第1章

石飛医師の看取りの現場から

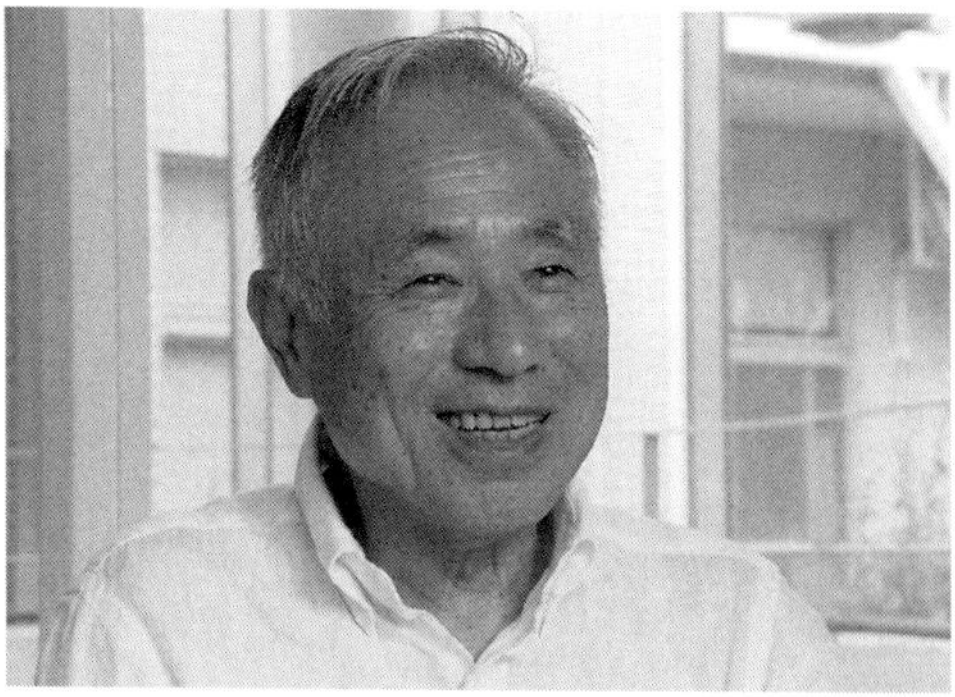

芦花ホームの常勤医、石飛幸三さん。
穏やかな最期のために「平穏死」を提唱している

ドキュメントパート

西山 穂

特別養護老人ホーム芦花ホームへの取材

新宿駅から京王線でおよそ15分、立ち並ぶビル街を抜け、電車は緑が点在する閑静な住宅街を進み、急に空が広々としてきた。私が降りたのは、芦花公園駅。半年間にわたり、看取りの現場を取材することになった世田谷区立特別養護老人ホーム・芦花ホームはこの小さな駅から徒歩10分ほどのところにある。

芦花ホームの入居者の平均年齢は90歳。定員103人の施設で都会では比較的大きな老人ホームだ（33ページ上の写真）。入居者の9割が認知症を抱え、食事やトイレなどの日常生活に介護が必要となり自宅での生活が難しい人が暮らしている。

芦花ホームが建てられたのは、1995年、いまから20年ほど前。高齢化が急速に進む都市の老いに向き合うべく、世田谷区が建てた特別養護老人ホームだ。暖かな日の光が差し込むガラス張りの天井、中庭に植えられた桜の木、入居者と家族がゆっくりすごせる談話コーナー。さらに、歯の治療が受けられる歯科室や看護師や医師が診察や処置を行う医務室など、20年ほど前に建てられたとは思えないさまざまな設備を備えた施設だ（33ページ下の写真）。

充実した設備が整えられている芦花ホームだが、運営は社会福祉法人が行う公的な介護施設で、費用は世帯収入や納税額などによって差があるものの、月におよそ5万円から13万円程度と一般の有料老人ホームよりも低く抑えられている。

そして、入居者の生活を支える70名の介護士に加えて、常勤の医師1名、10名の看護師、歯科衛生士1名が働いていて、医療の面でも手厚い態勢を整えている。こうした態勢のなかで、全国に先駆けて自然なかたちで最期を迎えてもらう看取りが行われている。

芦花ホームでは「老いや死は負けではない」

２０１４年11月、私は、番組取材の相談をするため、芦花ホームを訪れた。笑顔で迎えてくれたのが、芦花ホームの常勤の医師、石飛幸三さんだった。

「よくいらっしゃいましたね。きょうは、ざっくばらんにいろいろとお話ししましょう」

石飛さんは、もともとがんなどの手術を専門に行う外科医で、芦花ホームの医師になって9年目になる。入居者103人の体調や健康状態についてずっと診てきたベテラン医師だ。石飛さんといえば、芦花ホームでの自然な看取りの取り組みについて、その著書『平穏死のすすめ　口から食べられなくなったらどうしますか』（講談社文庫）を出版し、大きな反響を呼んだことで知られている。

石飛さんは、「医療が高度に進歩するなかでも、人が人生の最期を迎えるときには医療は必要とせず、できるだけ何もしないで自然の摂理に委ねることがいちばん穏やかである」とご自身の医師としての経験をもとに発信を続けている。

芦花ホームで取り組む「自然な看取り」とはいったいどのようなものなのか。医療を必要としないことがなぜ穏やかな最期を迎えることにつながるのか。「老い」や「死」というものがとかく忌《い》み嫌われ、語られることが少ないなかで、改めてそのことを知りたいと思った私は、石飛さんのもとを訪ねたのだ。石飛さんはにこやかに、芦花ホームでの取り組みについて話をしてくれた。

「私自身もうすぐ80歳になる老人ですが、老いとは何か、毎日、入居者の方々に教えられ

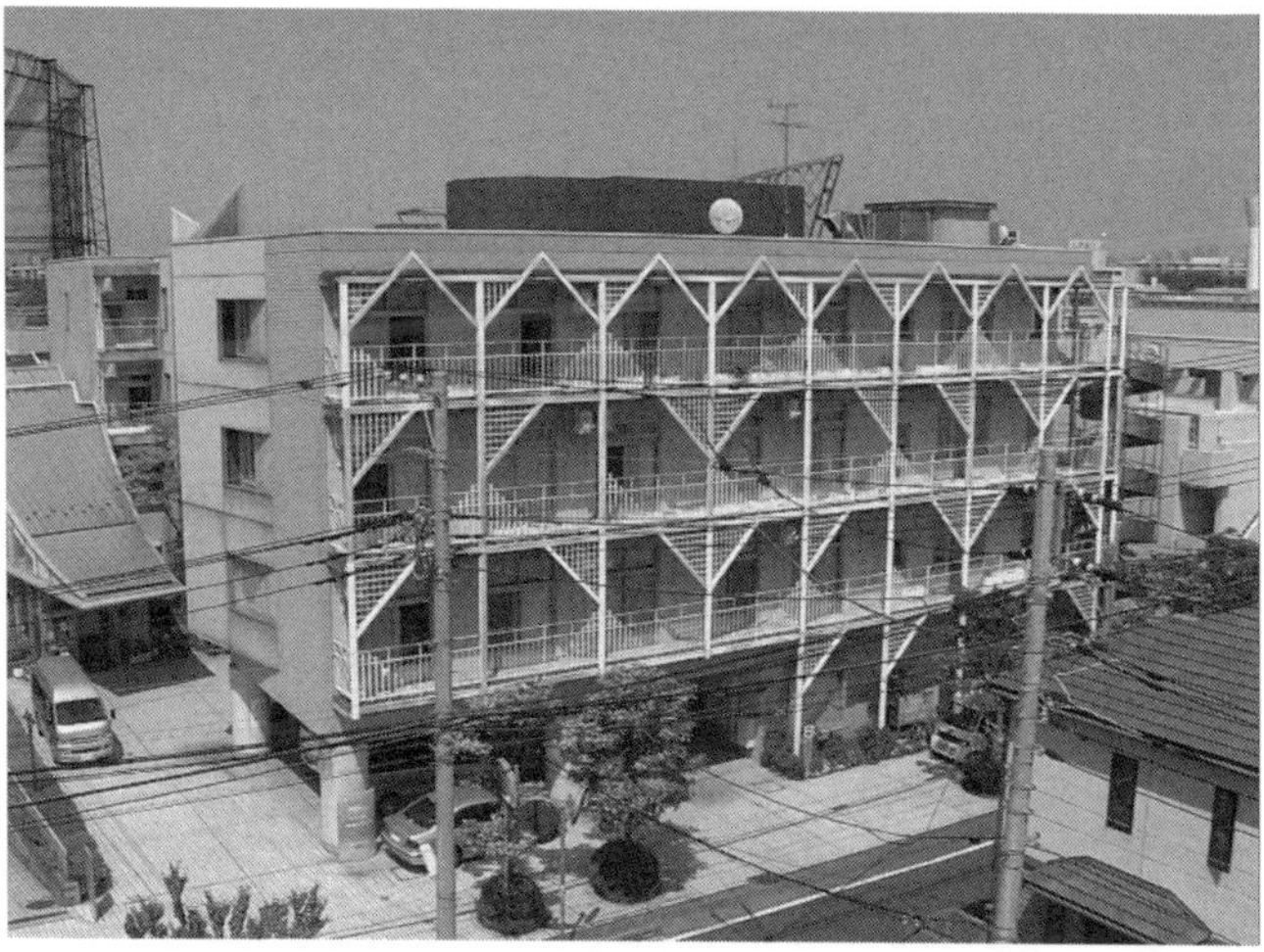

世田谷区立特別養護老人ホーム芦花ホームには103名のお年寄りが暮らす

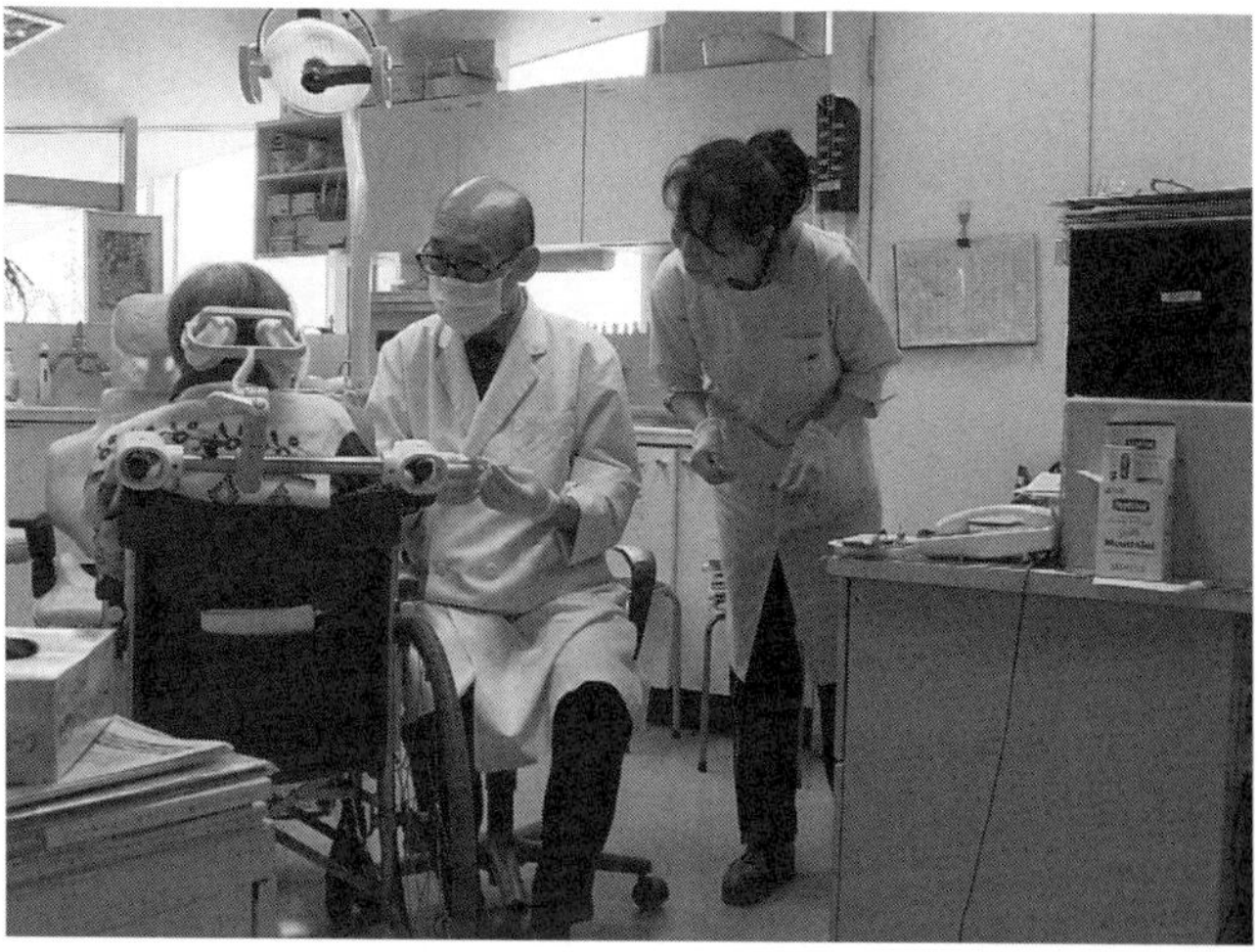

歯科室も完備、「健口体操」など口の中のケアにはとりわけ力を注ぐ

ているんです。入居者の平均年齢は90歳。みな先輩方です。人生の最終章をゆっくりと穏やかにすごされています。介護士、看護師、歯科衛生士、そして、相談員など、さまざまなスタッフが先輩方の人生の最終章を一緒に伴走しながら日々をすごしています。みなさん、確実に階段を降りていきます。老い衰えていく老衰です。そして、〝最期〟のときも本当に穏やかですよ。芦花ホームでは老いや死は負けではないんです。ここに来て老いや死というものは、恐いものではないということを私自身が学ばせてもらっているんです」

石飛さんの言葉は、私自身が抱いていた、老いや死に対するイメージとはかけ離れたものだった。石飛さんの周りを、今後取材でさまざまな助言をいただくことになる看護主任の田中君子さんや介護士の白石晶紀さん、施設のとりまとめをしている日高聡さんが取り囲んでいた。みな、優しい笑顔が印象的だった。

「老いとは何か、人生の先輩方が教えてくれている」
「さまざまなスタッフが一緒に人生の最終章を伴走する」
「老い衰える老衰の最期は本当に穏やか」

「老いや死は負けではない」

こうしたスタッフたちのいる芦花ホームで、入居している方の最期の日々を映像で記録することができれば、超高齢社会に突き進む私たちに何か大きなヒントになるのではないか。私のなかに、この施設について多くの人々に伝えたいという気持ちがふくらんでいくのがわかった。

病と闘うより患者に寄り添う医師へ

石飛さんは、かつて日本でも有数の技術を持つ血管外科医として活躍し、東京の済生会中央病院の副院長も務めていた。医師のランキングを分析した本で日本の名医100人に選ばれたこともある。多いときには年間500件を超える手術を行い、とにかく病気と闘い続けることが医師の使命だと考えていたという。

「いまでこそ、自然な看取りの穏やかさについて語っていますが、当時、後輩からは風邪も手術で切って治すのが石飛医師だと言われていたんですよ。いまから思えば笑い話ですね。手術をすれば、とにかく何でも治せると本当に思っていました。私にとって〝死は敗北〟だったのです。患者さんを救いたいという気持ちもありましたが、死からどう逃れるかということばかり30年以上考え続けてきました」

しかし、患者の病と向き合うなかで、どうしても医療では抗えない存在があることに少しずつ気づいていったという。それが〝老衰〟だった。

「手術を行っても限界を感じることが多くなりましたね。治せない患者さんと向き合うことも増えてきました。80代の患者さんのがんの手術をしても、どうにも手をつけられないなんてこともしばしばありました。考えてみれば当たり前なのですが、いずれにしてもわれわれの体は終わりを迎えるということに気づかされました。大きな意味で老い衰えていく〝老衰〟にどこまで医療を行うか。どこまで闘い続けるのか。実は自分自身がその迷い道に入ってしまったのですね」

そんなとき、休暇を使って訪ねたイギリスでの出会いが、石飛さんのその後の人生に大きな変化をもたらすことになる。世界で初めて作られたと言われる緩和ケアを行う「セント・クリストファー・ホスピス」を見学したのだという。

「そこでは、もう、がんで余命幾許《いくばく》もないという人が痛みをとってもらう緩和医療を受けながら、静かに絵を描いたり、本を読んだり、ピアノを弾いたり、葉巻をくゆらせたり……。まさに人間らしい生活を送っていたんですね。患者さんそれぞれが本人のやりたいことを最期までやりながら、とても意味のある時間をすごしているように見えました。一方で自分は、すでに高齢のがんの末期で治すことが難しい患者さんに対して、『治さなきゃいけない。もっと闘いましょう』と手術を続けていたんです。そして、最期までいろいろ薬を使って、本人は苦しんで、それでも闘って……。自分が病院で続けている医療とは別の世界がそこにはあったんですね」

ホスピス運動の創始者、シシリー・ソンダースさんは、看護の哲学として次のような素敵な言葉を残している。

「Not doing, but being（何かをしてあげるのではなく、ただそばにいてあげればいい）」

石飛さんは、ソンダースさんから、患者の尊厳を保つために医療従事者が何を大切にすべきなのか、もっと考える必要があるのではと優しく伝えられたという。

病院死でなく芦花ホームでの自然な看取りが増加

その後、石飛さんは勤めていた病院を退職し、なり手がいなくて困っていると聞いた芦花ホームに常勤医としてやってきたのだ。そして、老い衰えていく入居者たちとともに最期の日々を伴走していくことになった。

「いままで手術をして、何とかいのちをつないできた患者さんの最期をどうやって支えてあげることができるのか、きちんと向き合わないといけないと思ったのです。いずれわれわれには最期がきて、生きていくことができなくなる。そのとき、やっぱりきちんと支える人が必要だと改めて思うようになったのです。じっくりゆっくり考えながら歩んでいきたいと。ですから、私は芦花ホームに来て本当によかったと思っているのです」

芦花ホームが自然な看取りを積極的に進めるようになっておよそ10年。それは、石飛さんが施設に来た時期とぴったりと重なっている。しかし、ホームができた当初、自然な看

図表3　芦花ホームの看取りの変遷

〜最初は病院で亡くなっていたが芦花ホームでの看取りが多くなった〜

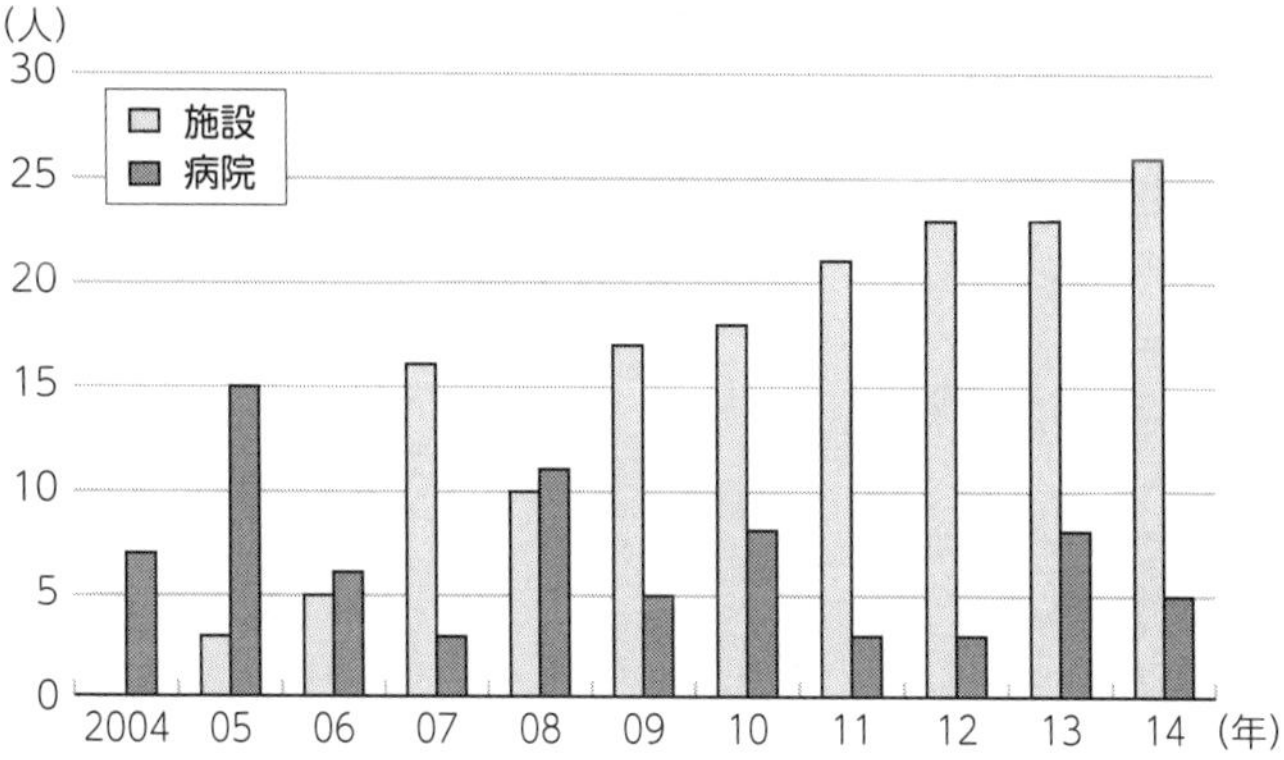

出典：芦花ホーム

取りは行われず、むしろ、最期を病院で迎える人のほうが多かったという。

入居者が口から食べるのが難しくなると、食べ物が唾液や胃液とともに、気管から肺に流れ込んで誤嚥《ごえん》性の肺炎を起こすことが多くなる。一度、誤嚥性の肺炎を起こすと何度もくり返すことになり、近くの病院に入院しそのまま亡くなる人も多い。

石飛さんが芦花ホームにやってきた２００４年、上の図表３のように病院で亡くなった入居者は７人、翌２００５年は15人。一方、施設での看取りは２００４年はゼロ。２００５年には３人と少ない状況だった。

それが４年後の２００９年以降、右肩上が

りで施設で亡くなる人（看取られる人）が毎年15人以上に増え、病院で亡くなる人は非常に少なくなり、この傾向はいまも続いている。

本音で語り合う〝最期の迎え方〟の勉強会

この4年のあいだにいったい何があったのか。実は、石飛さんを中心として、〝最期の迎え方〟について、入居者の家族、芦花ホームのスタッフとともに、勉強会を開き徹底的に議論を行ったのだ。

勉強会のテーマは「口から食べられなくなったらどうしますか」だった。家族も施設のスタッフも、そして石飛さんもそれぞれの思いを本音で語り合った。ほとんどの家族が、できれば胃瘻などはつけないで芦花ホームで最期を迎えさせたいと願っていたという。その思いは、施設のスタッフも石飛さんも同じだった。

いまでこそ、最期のあり方について、家族とスタッフが日常的に話し合う雰囲気がある芦花ホームでも、当時は最期の迎え方についてきちんと話し合うことはなく、入所時に「急変したときにはどうするか？」ということを確認する程度だった。

みんなで議論を重ねるなかで、看取りを最期の〝点〟で考えるのではなく入居したときから〝線〟で考えるように変化し、どこで、どんな風に最期を迎えたい、迎えさせたいのか、日ごろから積極的に議論が交わされるようになっていった。石飛さんは、最期の迎え方、つまり、〝死〟について互いの思いを交わすことの大切さを改めて感じたという。

「言葉を濁さないできちんと話し合うことの大切さを知りました。実は間近に迫る〝死〟を見て見ないふりをして、結局は最期になってバタバタする。だったら、ゆっくりとした人生の最終章をすごすなかで日ごろからきちんと話して、考えて、ほかの人の最期をまた、別の人が見て学べばいいと思うんですね。そういうことができるようになったのが、この施設のいいところだと思います」

飲み水だけで最期を見守る三宅島の風習

石飛さんがこうした議論を始めるきっかけになったのは、ある入居者との出会いだった。

ひとりは伊豆諸島のひとつ三宅島出身のご婦人で、この方はあるとき、食べ物を誤嚥し、肺炎を起こしてしまい、病院で経管栄養を勧められ、結局、鼻から管で栄養をとることになった。しかし、施設に戻ってきた母親を見て、息子さんは涙ながらに石飛さんに訴えたという。

「三宅島では年をとって食べられなくなったら、水だけを傍らに置いておきます。もし、生きていく力が残っていれば、手を伸ばして飲みます。それができなければ、自然に任せて最期を迎えるのです。病院では断れなかったが、管を使って栄養をとる母親の姿を見るのはつらい」

家族が望まない医療をなぜ行う必要があるのか？　延命医療のあり方に悩んでいた石飛さんにひとつの方向を示した出来事だった。

人生最終章に来て食べられない人に、食べさせることを責務と考えて無理に食べさせ誤嚥させて苦しめている現状、これに比べて水だけを置いて、自然に任せて見送る三宅島の看取りとは、石飛さんにとって改めて医療のあり方を考えさせるものだったという。

三宅島は東京から南へ１８０キロ離れた太平洋に浮かぶ、人口およそ３０００人、周囲40キロほどの小さな島だ。島の主な産業は漁業で、黒潮にもまれた豊かな海の恵みと厳しい自然のなかで島民は生活を続けてきた。

島に伝わる看取りについて、私はその息子さんからお話をうかがうことができた。三宅島では老いとともにいよいよ食べることが難しくなると、布団に横たわらせ枕元にコップ一杯の水を置いて静かに見守る風習があった。部屋の外には、家族や親戚が集まり、ただじっとそのときを待つのが三宅島の看取りだというのだ。亡くなっていく本人とその家族、そして、周りの人も死を受け入れていく文化があった。

お話をしてくれた息子さんは、かつての記憶を次のように話してくれた。

「幼いころの記憶として、近所のおばあさんが部屋に寝かされていて、静かに亡くなっていったことを覚えていますね。死が恐いとかそういうものではなかったと思います。厳しい自然のなかで生きる島の人々は、自然の摂理に抗うようなことはできないと知っていたのかもしれませんね」

〝死〟というものが普通の生活のなかにいつも存在し、そして、次の代へ〝生〟として引き継がれていく。一方で、三宅島にも老人介護施設ができたり、診療所が設置されたりするなかで、かつての看取りの風習はもう残されておらず、島民の多くは自宅ではなく介護施設や東京の病院で最期を迎えるという。

三宅島のような〝死〟が日常のなかに存在していた風景は、かつて日本のどの地域にもあった当たり前のものだったのかもしれない。しかし、高度経済成長とともに核家族化が進み、家で家族を看取るという状況は、日本から少しずつなくなっていったと考えられる。

日本映画界の巨匠、小津安二郎監督の『東京物語』にも、そうした時代の変遷を表したシーンが描かれている。母親の危篤の知らせに、東京から故郷へと駆けつける子どもたち。看取りと葬儀は、時間に追われるなかで淡々と進められ、死とゆっくり向き合う時間を失う現代人のさまが見てとれる。

そして、暮らしの変化と歩調を合わせるかのように発達した医療技術によって、私たちの周りから、〝死〟はほとんど見えなくなってしまったのではないだろうか。

自然な看取りのお手本を示したひとりの夫

再び、芦花ホームの看取りに話を戻したい。三宅島からの入居者に加えて、芦花ホームの看取りの取り組みに大きな影響を与えた、あるご夫婦のことを紹介したい。

認知症が進み、口から食べることも難しくなった妻の食事介助を、夫がひとりで1年半にわたって行い、妻は穏やかな最期を迎えることができたというケースだ。

誤嚥して肺炎になる危険性がありながら、その夫は朝昼晩、欠かさずに芦花ホームにやってきて、ゆっくりと食べられる分だけ食事をさせていたという。

1パック300キロカロリーのゼリーを平均2パック。1日の摂取カロリーは600キロカロリーほどで、ほかの入居者の半分以下の量だった。無理をしない、させない食事介助を続け、少ない摂取カロリーにもかかわらず、1年半を穏やかにすごされた。

夫はいつも妻への思いを口にしていた。

「妻は食べることが大好きでした。いろいろと世話になった妻が食べられなくなったからといって、胃に穴を開ける胃瘻をつけたら、恩を仇で返すようなものだ。自分で食事を介助するから、どうかこのまま施設で看取らせてほしい」

自然な看取りを経験したことのなかった石飛さん自身、ご夫婦を本当に支えることができるのか。大きな不安があったという。

「いまでこそ、ご本人の体調や様子を診ながら無理をしない食事が大事だなんて言っていますが、当時は、ご夫婦を受け入れたものの、どうなるのかまったくわかりませんでした。1日600キロカロリーですごすというのは、医師の感覚では考えられませんでした」

献身的な介護を続けるなかで、妻はだんだんと眠ることが多くなり、ついに何も受けつけなくなった。病院であれば行うような点滴も、心臓の動きを常時把握する心電図もつけることなく、夫の側で静かに息を引き取ったという。とことん寄り添った夫のさわやかな笑顔に、スタッフみんなが介護とは何かを学んだ看取りだった。

芦花ホームの自然な看取りの原点は、入居者、そして、その家族から教えられたのだと石飛さんは考えている。

「三宅島の伝統的な看取りも家族が最期まで寄り添う姿勢も、ここに来なければ学ぶことができなかった大切な視点だと思います。私自身、医療によって生かし続けることしか考えてきませんでした。点滴しない、何もしないなんてそんなことは許されないと思ってきたのです。方法があるからやるのではなく、静かに見守る大切さを私は教えられたので

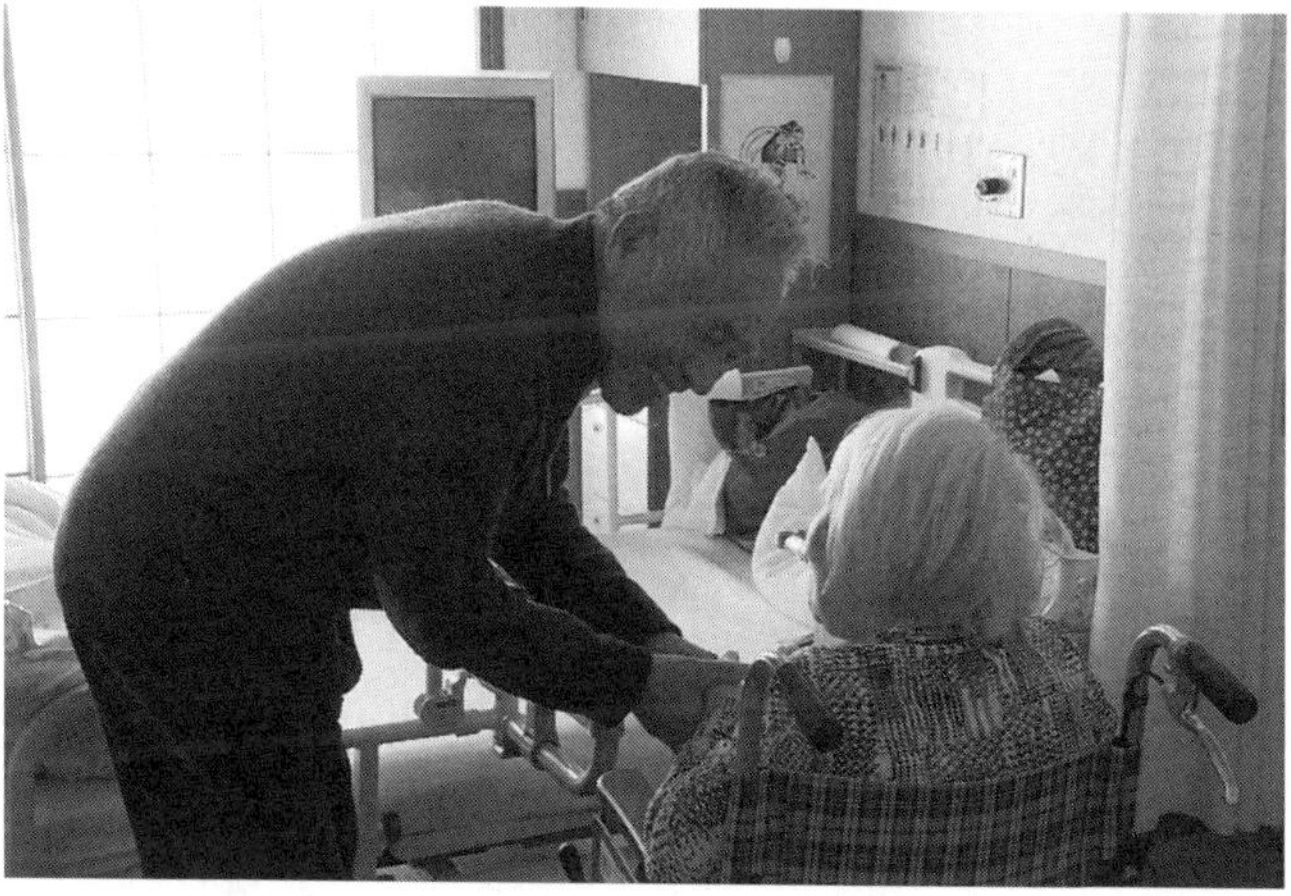
石飛さんによる朝の回診。生活や暮らしを毎日毎日診ることが大切なのです

す。芦花ホームの自然な看取りの取り組みは、このふたつのケースから始まっていったのです」

毎朝の回診で、小さな変化を診る

２０１５年2月。施設や入居者、その家族との話し合いの末、芦花ホームでの本格的な取材が始まった。とはいっても、いきなりカメラを使っての撮影ではなく、とにかく、施設に通ってその日々を見学させてもらうことになった。

芦花ホームの１日は朝7時過ぎの常勤医の石飛さんの回診から始まる。

「おはよう！　○○さん！　調子はいかがで

すか？」

「朝ご飯はしっかり食べましたか？」

ひときわ明るく大きな声をかける石飛さん。入居者の反応は実にさまざま。にこやかに反応する方、何となく元気のない返答をする方、ベッドで寝たままの方……。１０３人の入居者すべてにひとりひとり声をかけながら、30分近くかけて朝の回診を行っている。毎日続けることで、入居者それぞれの体調の変化が読み取れるのだという。

「芦花ホームに来てからこの朝の回診は欠かしたことがないんですよ。毎日、毎日、診ているからこそ、入居者の小さな変化にも気がつくのです。私がここに来て、10年目になりましたから、入居が長い方とは、何回、朝の挨拶を交わしたんでしょうね……。いまの私には、病気を治すことだけが仕事ではないのです。生活を診る、暮らしを診るのが仕事ですよ」

常勤医という立場で、入居者に寄り添う石飛さん。にこやかに笑いながら入居者を診るその目は真剣そのものだ。病気を治すことだけでなく、その生活や暮らしを診るという言葉が強く印象に残った。

第2章

ある入居者の最期の日々に立ち会って

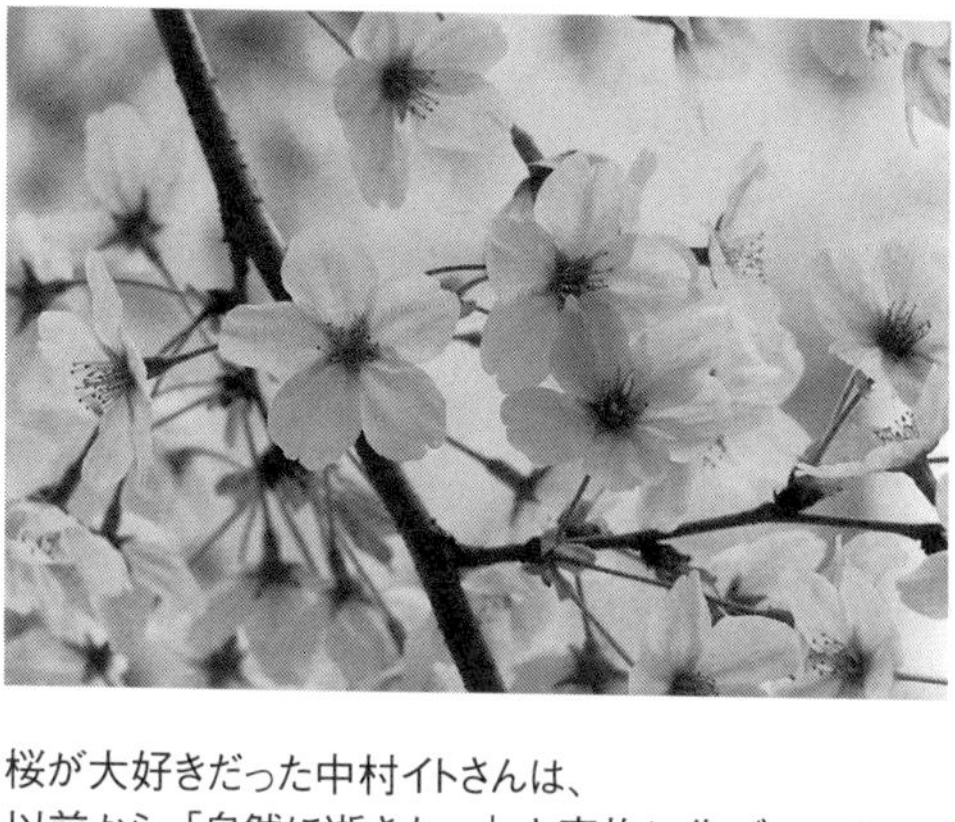

桜が大好きだった中村イトさんは、
以前から「自然に逝きたい」と家族に告げていました

ドキュメントパート

西山 穂

「延命はしてほしくない」と望んだイトさん

〝見学〟というかたちの取材を続けながら、私は医師の石飛さんや施設長と話し合いを進め、カメラ撮影を始めることを許された。食事やレクリエーションなど、施設の日常の様子を少しずつ記録していく。撮影を担当することになった伊藤正人カメラマン、菅原学音声マンと、毎朝7時過ぎに芦花ホームに行き、夕方6時過ぎまで施設ですごす日々が始まった。

撮影取材を始めて1週間ほどがたった3月上旬、朝の医務スタッフのミーティングでひとりの入居者について話し合いが行われた。最近、食事の量が減って残すことが多くなった。さらに、食事の途中で眠ってしまうこともあり、介護スタッフの呼びかけにも反応が弱いという。

その人は、中村イトさん93歳、入居して3年になる女性だ。

イトさんは、「ミキサー食」（101ページ写真）と言われる食べやすく調理したものを中心に、スタッフの介助を受けながら食事を続けてきた。実は、食べ物を上手に飲み込むことが難しい状態になり、これまでも何度か誤嚥性の肺炎を起こしていた。ここまでゆっくり少しずつ食事を続けてきた一方で、当初40キロほどだったイトさんの体重は29キロまで落ちていた。

施設では、イトさんが今後、食べる量が大幅に増えたりするようなことは難しく、最期が近づいているのではないかと考えていた。この日のミーティングの結果、イトさんのご家族を呼んで、今後についてどうするのか相談することになった。

翌日、イトさんの息子の中村孝さん（62歳）が芦花ホームにやってきた。私は孝さんの許可を得て、その話し合いに同席させていただくことができた。まず石飛さんから、イトさんの食事量の変化や、以前から飲み込みが難しく誤嚥性の肺炎などをたびたび起こしていることなどが丁寧に説明され、家族がどんな考えでいるのか、質問が投げかけられた。

石飛さん「最近の様子について少しお話しさせていただきます。お食事の摂取の状況ですが、以前に比べるとだんだん食べる量が減ってきているんですね。ご家族様も、徐々に変化を感じているとは思うのですけれど、今後、ご本人にどういうふうにすごしていただきたいとか、そういったご要望は考えていますか？　まだ現実としてあまりお考えになっていないかもしれませんが、いま現在のお考えで結構ですので教えていただければと思うんですが……」

孝さんは少し驚いたような、そして、悲しそうな表情をしながら、石飛さんの話に大きくうなずいていた。そして、絞り出すような声で今後の不安についてお話しされた。

孝さん「いままでは特に具体的には考えてなかったので……。食事がとれなくなって病院に入院して、診てもらうという流れになるのでしょうか？　どう考えたらいいのでしょうか？」

石飛さん「非常に大事な質問ですね。そのことをしっかりと話し合いましょう。正直に言いますよ。病院で行うことは、少しでも長くこの世にいてもらう方法、いわゆる延命医療です。自分の口で食べられなくなると、たとえば点滴をするという選択があります。血管のなかへ水分や栄養剤を入れるというやり方です。もうひとつはね、お腹の皮膚に穴を開けて、専用のプラスチックのキットをはめ込みます。そうすると吸収のいい栄養剤を直接、胃のなかに入れることができます。胃瘻と言われるものですね。食べられなくなってきたイトさんに、そうした延命医療を行うかどうかということなのです。イトさんは、もうかなり食事の量が減っています。自分で食べることが本当に難しい状態になってきています。だからといって、明日、明後日に亡くなるということではありませんが、お母様にどうすることをご家族が望んでいるのか、お聞きしたいのです。このまま食べる量が減っていくと、いのちを維持することは難しくなるのかと。そろそろ近いのかなあというふうに考えています」

孝さん「父が亡くなったときも、そういうことを聞かれたので……。だけど、無理していのちを延ばしても、かえってかわいそうだということで延命医療はしなかったのです。そのときは、母と一緒に決めました。母も自分には延命医療はしてほしくないと言っていましたので、しないほうがいいと思います」

孝さんの目からは、大粒の涙があふれていた。大切な人の最期をどうしていくのかという決断。イトさんのこれからについての話し合いは1時間近くに及んだ。そして、病院で延命医療を受けるのではなく、本人と家族の希望により自然なかたちのまま芦花ホームで最期の日々をすごすことになった。

孝さんは話し合いの後、まっすぐ母親のイトさんの部屋に向かった。イトさんはベッドで静かに眠っていた。孝さんは何も言わずに、イトさんの横に座って母親の姿をじっと見つめていた。

親の望みでも葛藤する家族

胃瘻などの延命医療は受けず、自然な最期を望んでいたイトさん。芦花ホームのある世田谷区で小さな雑貨店を夫婦で営みながら、ふたりの息子を育ててきた。施設に入る前は、長男の孝さんとふたりの孫とともに自宅で暮らしてきたイトさんが、自然な最期を望んでいたのには理由があった。

イトさんは、脳梗塞によって寝たきりになった夫を自宅で献身的に介護し支えてきた。数年にわたる介護の末、夫を自然なかたちで看取ったイトさんは、自分の最期をどうしてほしいか息子の孝さんに伝えていた。それは〝夫と同じように延命医療は行わず、自然なかたちで見送ってほしい〟という思いだった。

夫を看取ってしばらくした後、イトさんに変化が現れた。家族で旅行に行ったとき、家に残っていたイトさんが散歩に出たまま帰ってこないという事件が起きた。近所の人が見つけてくれて大事にならずに済んだものの、その後、物忘れが多くなり、病院で認知症だと診断されたのだ。お金の管理もできなくなり、買い物に行けばひとりで自宅に帰ってこれないという状態になってしまったという。

結局、イトさんは、自宅での生活が難しくなり、家族みんなで相談して、施設に入ることになった。

息子の孝さんは、施設にイトさんをしばしば訪ねては温かく見守ってきた。孝さんの手元には、老いの日々をともにすごした写真や動画がたくさん残されていた。今回の番組でも紹介させていただいたが、甘い物が大好きだったというイトさんが、わらび餅をおいしそうに食べている動画がある。ちょうど、イトさんが亡くなる2年ほど前の様子だ。「おいしい？」と優しく語りかける孝さんに「ちょっとだけおいしいよ〜」と笑顔で答えるイトさんが印象的な動画だった。

晩年の楽しみは甘いお菓子を食べることだったというイトさんが、ほとんど食べることができなくなった変化に、孝さんは動揺されていたのだと思う。事前に本人と最期の迎え方を話し合っていたとしても、いざ、家族がそのことを決断するには、さまざまな葛藤があることを私は改めて感じた。

自分の最期について話し合っていますか?

人は自分の最期をどのように迎えたいと考えているのか。プロローグで紹介したように、内閣府が行った高齢者の意識調査(2012年)で、自分の病気が治る見込みがない場合、「延命のみを目的とした医療は行わず、自然に任せてほしい」と回答した人は91%に及ぶ(25ページ図表1)。多くの人が自然な最期を望んでいることに加えて、もうひとつ、興味深い調査データを紹介したい。

厚生労働省が国民、医師、看護師、施設介護職員など1万8000人余りを対象に行った「人生の最終段階における医療に関する意識調査」(2015年)である。そのなかに

図表4　**人生の最終段階における医療に関する意識調査**

【質問】あなたはご自身の死が近い場合に、
受けたい医療や受けたくない医療について、
ご家族とどのくらい話し合ったことがありますか

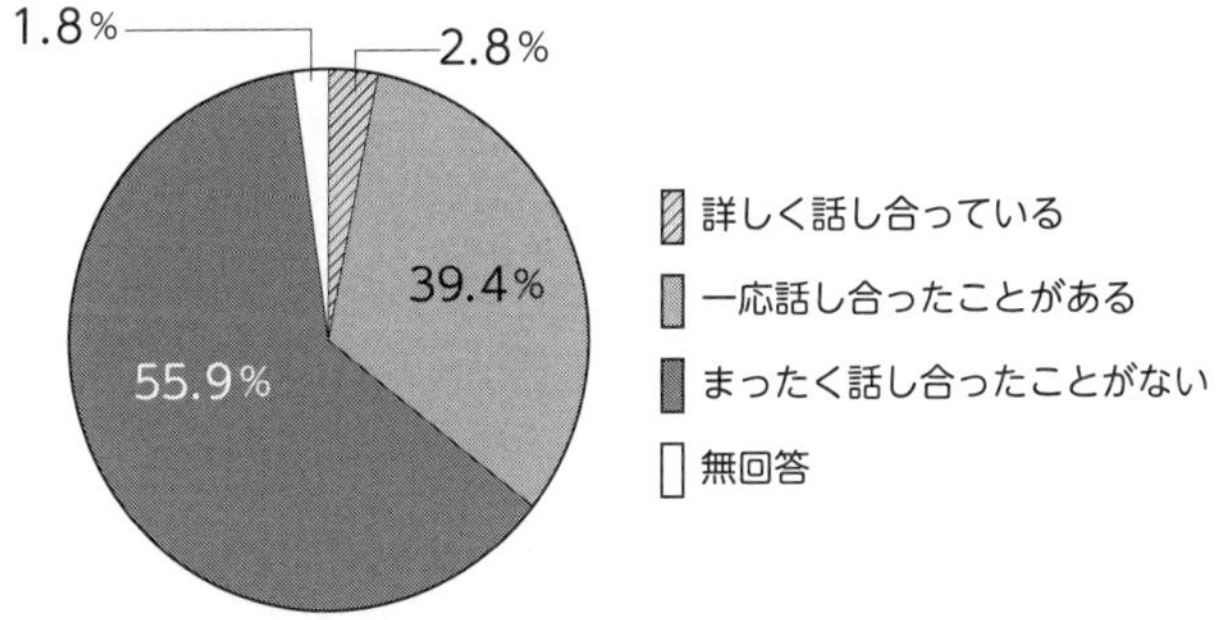

出典：厚生労働省2015年実施

「あなたはご自身の死が近い場合に、受けたい医療や受けたくない医療について、ご家族とどのくらい話し合ったことがありますか」という設問がある。結果は、「詳しく話し合っている」２・８％、「一応話し合ったことがある」39・４％、「まったく話し合ったことがない」55・９％だった（上の図表４）。

65歳以上の高齢者は３３００万人を超え、国民の総人口に占める高齢者人口の割合は26・７％（２０１５年）となり、超高齢社会を迎えるなかでも、最期のあり方について、家族同士でまったく話し合ったことがない人がこの調査で６割近くもいるのだ。エンディングノートや〝終活〟などという言葉をマスコミの報道でしばしば目にする一方で、なかなかそういった話し合いを行う文化は根付いていないことがよくわかる。

なぜ、もっと最期の迎え方や死のあり方について家族同士で話し合うことをしないのだろうか。確かにそんなことは縁起が悪いと避けてしまう気持ちもわからなくはない。しかし、今回の取材で改めてわかったことは、自分の最期が近づいたとき、本人はきちんと意思を表明できることは少ないという現実だ。

延命医療を受けるのか。自然な最期を迎えるのか。その選択を求められるのは身近な家族であることが多い。自分の人生の仕上げをしていくとき、それはどんなかたちでありたいのか。身近な人と十分に話し合っておくことは、選択を迫られた人にとって大変参考になるのではないかと私は思う。

みなさんは、最期の迎え方についてきちんと話し合いをしていますか?

撮影を許された自然な最期の日々

中村イトさんの最期の迎え方について話し合いが行われた翌日から、息子の孝さんは毎日、芦花ホームを訪れるようになっていた。私は、孝さんに時間を作ってもらった。イトさんとの最期の日々をカメラで記録させていただけないか、改めてお願いするためだ。

テレビ番組を作るためには、当たり前のことだが、映像で記録しないと何も伝えることができない。ディレクターは〝現場〟にカメラを入れるために、お願いを重ね、交渉を重ねるのが仕事だ。しかし、その行為は、ときに非常に暴力的であると私は常々思っている。カメラという存在だけではない。その場にいるディレクターもカメラマンも音声マンも、その空間にとっては邪魔者以外の何者でもない。自分が邪魔者だとわかっているから、非常に居心地の悪さを感じることも多い。

当然であるが、カメラを向けられている側は、もっと居心地が悪く、不愉快であると思う。それでも、そこで起きていることを番組で伝えることができたら、何か意味があるのではないかと日々、悶々と、自分勝手な理屈を探しながら、取材を重ねている。

今回の現場も、カメラが暴力的な存在となり、取材スタッフがその空間において、〝余計な存在〟になることは間違いないと私は思っていた。イトさんと孝さんにとって残された大切な時間、しかも、本当に限られた時間だ。まったく関係のない第三者がどんな顔をしてお願いすればいいのか……。こうした私の悩みにとことん付き合って相談にのってくれたのが、今回、芦花ホームの撮影取材を一緒に行った、伊藤カメラマンと菅原音声マンだ。

私たち3人は、芦花ホームの談話コーナーのひとつを待機場所としていた。待機中、入居者の方々が使うお尻ふき用の布巾をたたむのが日課になった。布巾たたみは、介護士やボランティアの方々が行っていたが、毎日、何百枚も使うため、少しでも役に立てないかと伊藤カメラマンが言いだした〝内職〟だった。その内職をしながら、私は悶々とした心のうちをスタッフに打ち明けたのだ。

伊藤カメラマンは、私と同期で年齢も同じ35歳。このロケに入る数ヵ月前に祖母を亡くしていた。家族が大切な人を失うときの悲しさは特別なもので、その瞬間に第三者が立ち入り撮影することの難しさをやはり感じていた。菅原音声マンは私たちより一回り年を重ねていて、ロケの経験も豊富だ。そして、自身の父親を長い闘病生活の末、がんで亡くしていた。そんな菅原音声マンが言った言葉が、私の迷いを断ち切ることになった。

「結局、いろいろ繕った理由を並べるよりも、素直に正直な気持ちを伝えるしかないんじゃないの？『みなさんの看取りの最期の時間をとにかく記録させてください』って……。正直、35歳の若造が何を言っても、ご家族には同じことだと思うよ。そこは真摯《しんし》に頭を下げるしかないよね。もし、撮らせていただけるなら、きちんと撮って、見ている人に何かが伝わる番組を全力で作るのが僕らの仕事だからさ。格好つけず、きちんとお願いするしかないでしょう」

菅原音声マンの言葉に、私はハッとさせられた。さまざまな理由を付け加えて、どうにか相手を説得する方法はないか考えていた自分の浅はかさに気づかされたのだ。

私が孝さんに素直に自分の気持ちを伝えると、孝さんは、真剣に私の話を聞いてくださった。

「不安はあるし、これからどんな日々が待っているのか、私たちにもわかりません。しかし、多くの人が自然な最期を望んでいるなかで、お役に立てるのなら、取材は問題ありません」

承諾の言葉にほっとする反面、私は撮影する以上はきちんと記録して伝える責任を改めて感じた。

兆しは食事の量や食べ方に表れていた

食事の量が減っていたイトさんは、いちばん食べやすい介護用のゼリーに変えられることになった。話し合いから2日後、息子の孝さんや芦花ホームの医師、石飛さんが見守るなかで、イトさんの食事が行われた。

介護士が小さなスプーンで少しずつ、イトさんの口にゼリーを運んでいく（63ページ写真）。イトさんがおいしそうにゼリーを食べる様子は、見ている周りのみんなを笑顔にした。一口食べるたびに息子の孝さんは「ゴックンして！　ゴックン！」と声をかけていた。

しかし、ひとつ１００キロカロリーの介護用のゼリーを半分ほど食べたところで、イトさんの様子に変化が表れた。口をモグモグさせたまま、ゼリーをなかなか飲み込むことができないのだ。のどの手前にゼリーが残ってしまっている。さらに、しばらくすると、そのまま、眠り始めてしまった。

食事の様子を見ていた石飛さんが言った。

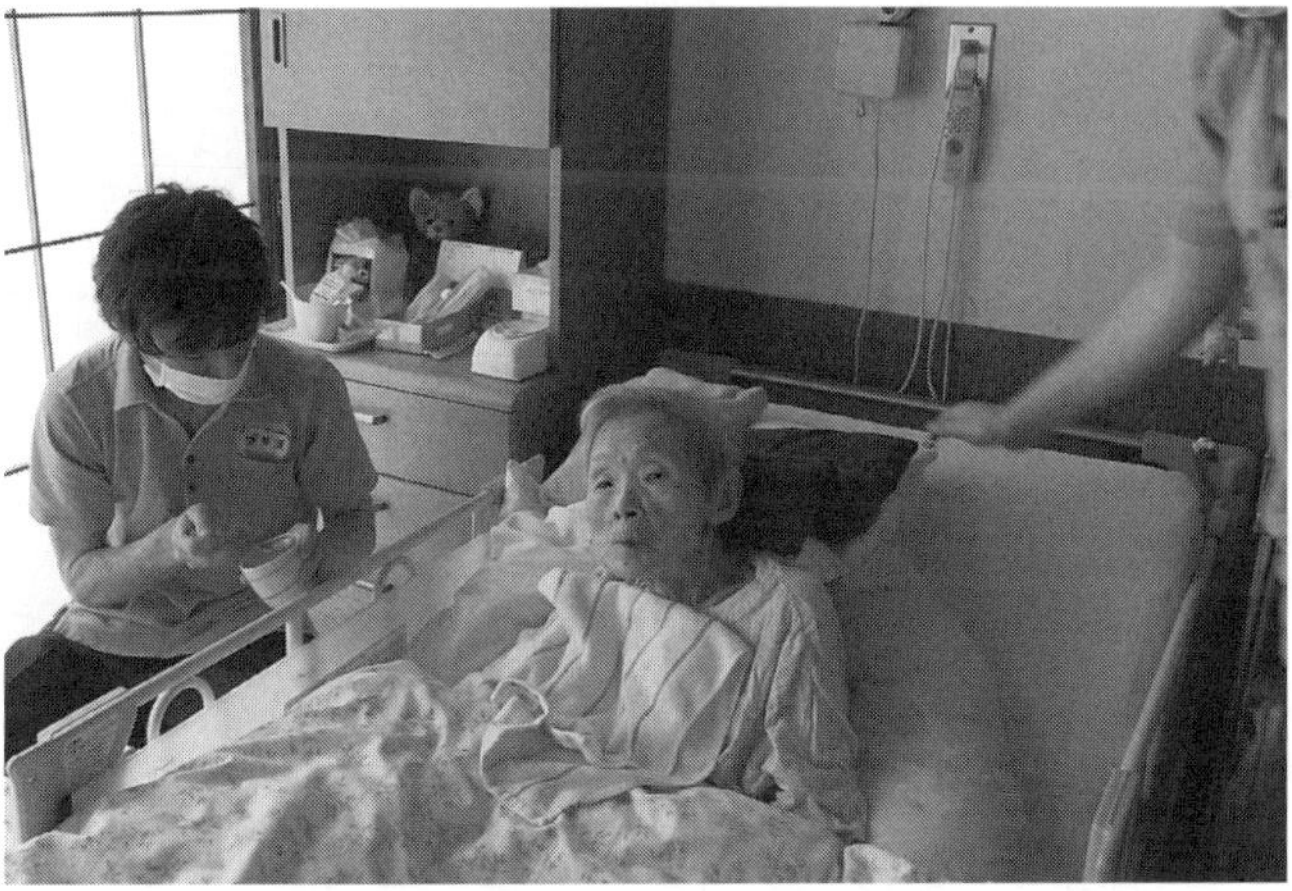

イトさんはだんだんと食べる量が減り、眠っていることが多くなりました

「眠ってしまったね。もう終わりにしましょう。無理をすると誤嚥してしまうし、もう欲しくないんだね。イトさん、ごちそうさまですね」

ゼリーは、半分ほどしか食べられなかったが、イトさんの食事は終わりになった。石飛さんは、これ以上食事を続けると、食べ物が気管に入ってしまい、誤嚥性肺炎を起こす恐れがあり無理はできないと判断したのだ。こうしたとき、何とかもう少し食べてほしいと思うのが周りで見ている家族の気持ちだと思うのだが、石飛さんは決して無理をさせてはいけないと言う。それは、多くの入居者を看取ってきた確かな経験からきていた。

「しっかり食べて、いつまでも元気ですごしてほしいと多くの人が願うわけですよね。でもそれは〝願い〟なんですね。体はどんどん老いて衰えて本当に最期に近づいていく。坂をゆっくり下っていくので、食べ物を受けつける量は減ってくるのです。私だって、20代、30代のころに比べたら、食べる量は半分くらいに減っていますよ。中村イトさんも、入居したころは食べることが大好きだった方です。それが、食事の途中で眠ってしまうでしょ。それは、もう欲しくないんだよね。もうそういう段階にきたということを周りの人がしっかり見てあげて、判断してあげることが私は大事だと思うんです」

イトさんの食事の量は日を追うごとに少なくなり、介護士の呼びかけにも答えることが少なくなった。１日の大半をベッドですごし眠るようになっていった。介護用のゼリーも、ほとんどのどを通らなくなり、とろみがついた水分を少し口に含む程度にまで減ってしまった。もうスプーンを口元に持っていっても口を開けることはなくなっていた。

息子の孝さんはイトさんの食事の量が減っていくのを間近で見ながら、その心境を話してくれた。

「昨日、夜は少し食べていたんですけど、飲み込めないですね。口を動かしても、なかなか飲み込めなくて……。無理をしても駄目だからと終わりにしたら、そのまま休んでしまいました。このまま食事がとれなくなっていくとどうなってしまうんだろうと心配になります。食べられなくなるのを間近で見ているのは寂しいなという気持ちになりますね。覚悟しないといけない時期だとはわかっているんですが。でも、不思議と本人は辛そうとか、苦しそうにしていないんですね。本当に自然というか、自分でも無理はしてないだろうし。だからこのまま、こういう感じで自然のかたちですごしてもらえたらいいのかな、といまは思っています」

最期まで苦痛の表情もなく眠り続けたイトさん

3月中旬。中村イトさんがほとんど食事をとれなくなって5日がたっていた。息子の孝さんは毎日、イトさんのそばに寄り添い続けていた。

「桜が咲くよ。今日も暖かいから、もう少したったら桜が咲くね」

桜の花が大好きだったというイトさん。できることなら、今年も桜の花を見せてあげたいと孝さんは話してくれた。芦花ホームの中庭の桜のつぼみが大きくふくらんでいた。

イトさんはもう何も飲み込むことができず、スポンジで口の中を湿らせてもらうだけになっていた。孝さんの呼びかけにも反応することはなく、ずっと眠っている状態が続いていた。

「弱ってしまったなという感じは強いですね。数日前までゼリーを食べていたのに……。まだまだ、大丈夫かなと思っていたのですが、日に日に弱ってきてしまいましたね」

それから2日後。孝さんは、イトさんのベッドサイドで静かに語りかけていた。

「ほら、桜が咲き始めたよ。今日は暖かいね。こんな感じになっているんだよ。見えるかな?」

芦花ホームの中庭に植えられた桜が開花したこの日、イトさんの呼吸の様子に変化が現れていた。肩を使って大きく息を吸い込むような呼吸に変わっていたのだ。そして、その日の午後、さらに変化が現れた。下顎《かがく》を使って喘《あえ》ぐような呼吸に変わったのだ。こうした呼吸は努力呼吸と言われるもので、人が最期を迎えるときに起きる共通した呼吸の変化だと言われている。

こんなとき、芦花ホームでは人工呼吸器や、酸素マスクによる酸素吸入などはしないで静かに見守ることにしている。すでに、本人の意識はなく、苦しい表情をすることはほとんどないからだ。確かに、イトさんにも呼吸の変化はあるものの、苦痛の表情はないままだった。心配する孝さんに、看護主任の田中さんが優しく話しかけた。

「少し進んだ感じがしますね。顎で呼吸されているので、そうしないと息がしづらくなっているんですね。一生懸命呼吸しているように見えますが、苦痛の表情はないですし、横で声をかけてあげてください。耳は聞こえていると思うので」

孝さんにできることはイトさんのそばに寄り添い続けることだった。そして、イトさんの呼吸はさらに、弱くなっていった。その日の夕方、最期まで苦しそうな表情を見せることなく、イトさんは静かにそのときを迎えた。

石飛さんが孝さんに優しく声をかけた。

「最期は静かに逝かれましたね。天寿を全うされたという感じですね。長い人生でした。ゆっくり休めると思います」

息子の孝さんは穏やかな表情で答えた。

「よくここまでがんばったなと、本当に褒めてあげたいです」

イトさんは自分の望んだかたちで、静かで穏やかな最期を迎えた。それは、家族にとっても同様に、穏やかな時間がもたらされるということなのかもしれない。

息子の孝さんはその後のインタビューに、自然な最期を選択したことについて次のように語っている。

「最期が近づいたとき、ああ、もうすぐ逝ってしまうんだなと寂しく思いました。でも、延命医療はしてほしくないと言っていたし、これでよかったんだと思っています。必ずいつか誰だって亡くなるんだろうけど、お袋は最高の亡くなり方をしたのかなと思います」

石飛さんは、イトさんの死亡診断書の死因に「老衰」の文字を記していた。イトさんの死亡に関してほかに原因がなく、加齢にともなう自然死と判断したからだ。

「中村イトさんの死因ですが、何か特有の病気によるものではありません。老い衰えたことによって自然といのちを終えたと考えました。その場合は老衰となるんですね。イトさんの最期について、天寿を全うされたという表現を使わせていただきましたが、食べられなくなる、眠るようになる、そして、最期は火が消えるようにスーと静かにいのちを終えるのが老衰死です。そのとき、医師として実はすることは多くないんですね。老衰で亡くなるとき、むしろ静かに見守ることが何よりも大切だと私は思っています。イトさんの場合も、最期を迎えるとき、医療的にはほとんど何もしていません」

老衰死のサイン　浮かび上がってきた共通の現象

芦花ホームの医師、石飛さんが施設に来て10年。これまでに看取った入居者およそ２００人のうち、「老衰」で亡くなった人の数は１００人余りになる。石飛さんはその経験から、穏やかな最期を迎えるには、必要以上の医療は行わずむしろ自然の摂理に任せて見守ることが大切だと常々話している。そして、安らかな最期を迎える人の多くが、老衰死だというのだ。

さらに、石飛さんによれば老衰で亡くなる人にはいくつかの不思議なサイン、共通した現象があるという。それは、

●亡くなる1週間ほど前から食べなくなる

●多くの時間を眠り続ける

●大量の尿が出て〝枯れるように亡くなる〟

である。それぞれの不思議な現象について、石飛さんへの取材をもとに、もう少し詳しく記したいと思う。

●亡くなる1週間ほど前から食べなくなる

食事量が減ることについて、石飛さんは次のように話している。

「人生の最終章が訪れたとき、多くの人が食べ物を必要としなくなるんです。それは、食べさせないのではないのです。本人が食べない。もう食べることができないということです。一緒にここで毎日をすごしていれば本当にわかるのです。食べさせないから死ぬのではない。死ぬから食べないのだと。あれほど食事を楽しみにしていた方々が、みな同じように食べなくなるんです。もうそれは終わりのサインだと思うようになりました」

確かに、中村孝さんが撮影していた2年前のイトさんがおやつを食べる様子は、自らフォークを持って、大好きなわらび餅を次々と口に運んでいた。しかし、次第に食べる量が減り、もう自らフォークを口に持っていくことはなくなっていった。そして、最期が近づくと何も口にすることはなかった。

こうした現象は本当に共通して起こることなのか。私たちは芦花ホームで過去に老衰で亡くなられた方、およそ１００人すべての生活情報を記したカルテをご遺族の許可をいただき、改めて拝見させてもらうことにした。

すると、石飛さんが指摘するように、亡くなる1週間ほど前には食事をほとんどとらなくなっていたのだ。カルテには「食事量ゼロ」の文字が記されていた。当然、食事介助などさまざまなケアをした末の現象であるが、確かに最期を迎えるとき、共通して食べなくなる現象があることがわかった。

●多くの時間を眠り続ける

さらに、生活情報を記したカルテには、もうひとつの共通項が記されていた。それは「傾眠状態」という文字だ。「傾眠」とは意識がなくなっていく第一段階で、うとうととして睡眠に陥りやすい状態を言う。

多くの人が食事中に「傾眠状態」になったり、食事の時間になっても「傾眠状態」が続いていたりするのだ。イトさんも食事の途中で眠り始めてしまったことがあった。さらに、1日の大半を眠るようにもなっていた。

石飛さんは、「傾眠」はちょうど食事の量が減るのと同じころに起きる体の変化であると指摘している。老衰で亡くなった方々のカルテにも、「食事量ゼロ・傾眠続く」などふたつの状況がセットになって記されていることが多かった。このことについて、石飛さんは次のように話している。

「みなさん、食べなくなって、それと同時に、眠って、眠って、お昼寝の続きのまま最期を迎えるんですね。本当に人の体は上手に最期に向かって変化していくのです。これは、不思議なほど同時に起きてくることが多いのです。そのとき、周りのスタッフは、無理に起こしたり、食べさせたりしないことが大切だと思います。本当に食べたかったら、起きますし、お腹がすいていたら、食べますよね。無理をしない、させないことが重要なんです。それは、自然の摂理なんですね。そのことを、私自身、芦花ホームに来て毎回、学んでいるんです」

芦花ホームの取材を通して感じたことは、医師やスタッフが、入居者ひとりひとりの状況を丁寧に診ながら、無理をさせないでケアを行うという姿勢だ。その人の立場に立って考えると、眠っているのに無理に起こさない。口を開けようとしないのに、無理に食べさせない。

一見、当たり前のようにも感じるが、食べないと元気がでないよ！　水を飲まないと大変だよ！　と私たちはつい介護をする側の視点で考えがちではないだろうか？

石飛さん自身が、毎回学んでいるというのは、その人がいま、どんな状態にあるのか。その人が口では伝えていなくても、体で伝えていることをきちんと受け止めることなのだと私は感じた。

老衰死の過程で起きる「食べなくなる」、そして「眠り続ける」という不思議な現象。なぜこうしたことが起きるのか。私たちの取材はそのメカニズムの解明にも広がっていくことになる。

●大量の尿が出て〝枯れるように亡くなる〟

さらに、番組では取り上げることはなかったが、もうひとつの不思議な現象があった。最期を迎えるとき、多くの人が食べなくなり、ほとんど水分もとらない状況が1週間から10日間ほど続く。それでもこの間、少量ではあるが、尿は排出され続ける。そして、亡くなる数日前、最期を迎える前に大量の尿が排出されることが多いという。

こうした現象について、石飛さんは次のように語っている。

「ほとんど水分をとっていないのに、それ以上の体の水分を時間をかけて体の外に排出しているんですね。なぜ、最期に大量の尿が出るのか、その仕組みはよくわかりませんが、体の中を整理して、余計なものを捨てて全部きれいにして逝くのではないでしょうか。まさに枯れるように亡くなるということですね」

このとき、周りの人がのどが渇いているのではと心配して点滴などを行うと、逆に口からの分泌物が多くなり、痰の吸引などが必要になり、本人を苦しめる結果になることが多いと石飛さんは指摘している。

一見、〝枯れるように亡くなる〟というのは、あたかも餓死しているようで辛そうなイメージを持つかもしれないが、病院でさまざまな医療を尽くされながら亡くなる患者を診てきた石飛さんは、自然の摂理に任せたときの穏やかさはまったく違うものだと言う。病院で最期まで点滴などを行った患者は、体がパンパンにむくみ、気道内は分泌物であふれてしまう。そのための吸引作業が随時行われる。そのうえ、排出できない水分が皮膚からもしみ出してしまうこともある。体の中で処理できない水分は肺にもあふれ、まるで溺れているようなゼーゼーした呼吸が続くことが多いという。

生まれたときからさまざまな医療にお世話になりながら育ってきた私たちにとって、最期は何もしないほうがいいということを受け入れるのは簡単なことではない。確かに、最期を迎えるとき、人間にはいまの科学ではすべて答えられない不思議な現象が起こっているのかもしれないと私は感じた。

第3章

老衰死とは何か
知られざるメカニズム

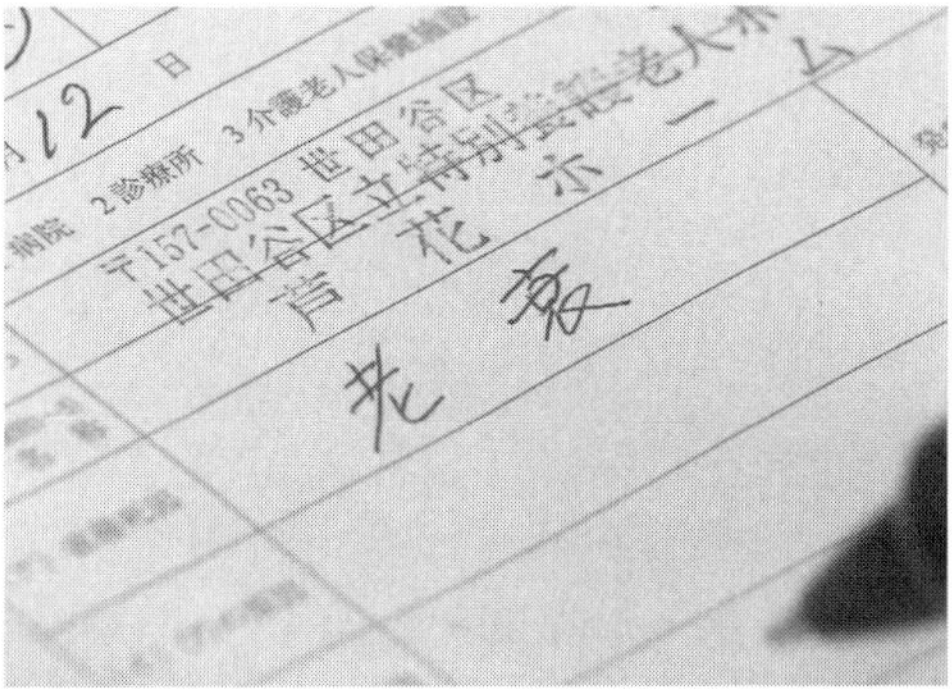

死因第5位の老衰死。急激に増え始めているが、
診断はどうされるのか初めて明らかとなる

厚生労働省による「老衰死」の定義とは

死因としての「老衰」は、高齢者で他に記載すべき死亡の原因がない、いわゆる自然死の場合のみ用いる。

〈厚生労働省　死亡診断書（死体検案書）記入マニュアル〉

老衰死とは何なのか、と聞かれたとき、このように答えるのが、公式には正しい回答ということになるのだろう。医師は厚生労働省のガイドラインに従って死亡診断書を作成し、国はその死亡診断書に基づいて死因統計を出している。その結果が25ページの図表2。

「ずいぶん不思議なかたちをしている」

それが、この統計データをグラフ化して見たときの最初の印象だった。私がそれまで目にしたことがあるグラフの大半は、たとえば「結核による死亡者数」のように医療の進歩によってその数が減っていく、「右肩下がり」のかたちか、高齢化にともなって増加を続ける「がん患者数」のように「右肩上がり」だった。このような「U字型」のグラフを見た記憶はほとんどなかった。

戦後減り続けてきたものが、2000年をすぎたころから急速に増え始める。老衰死者数は、なぜこのような推移をたどってきたのだろうか。

芦花ホームの取材をしていた西山が、老衰で亡くなった100人あまりの入居者のカルテから、死の共通項を見いだそうとしていたころ、私は老衰死が増加してきたのはなぜなのか、そんな疑問について考えていた。

ふと、ひとつの仮説が頭に浮かんだ。「もしかすると、老衰死の解釈の仕方、あるいは医学的なとらえ方が、時代とともに変わってきているのではないか」。そうだとすれば、老衰死とは何なのか、まずはそこをはっきりさせることから始めなければならない。ここがサイエンスパートの取材の出発点となった。

案の定、というよりも、想定していた以上に、取材は出だしからつまずいた。老衰死に共通するさまざまな現象のメカニズムにたどり着く前に、「老衰死、つまり、〝老いによる死〟とは一体何なのか」、それについて書かれた論文や研究がまったく見つからなかったのだ。

医学論文を調べる際によく使われるのが米国国立医学衛生研究所が運営する「ＰｕｂＭｅｄ」と呼ばれる検索サイトだが、キーワードを打ち込むにも、そもそも老衰死を英語で何と言えばよいのか、その段階からわからなかった。「Die of old age」「Natural Death」など、思いつくまま入力してみたが、対象が広すぎるのか、無数に論文が出てきて一向に絞り込めない。

研究の目的についても、「老化をどう食い止めるか、進行をいかに遅らせるか」というものばかりで、「老いがなぜ死をもたらすのか」というまったく逆の論点で書かれた論文はすぐには見あたらない。

ならばと、国内の研究者が日本語で書いた論文などを調べてみることにした。すると、かなり古いものだが老衰死に着目した論文がいくつかヒットした。

「お、ついに命中したか！」、心の中で思わず声を上げたのは、「『百寿者』の死因」というタイトルが目にとまったときのことだ。１００歳以上の高齢者の死後、病理解剖し、死因を究明した結果をまとめたものだった。百寿者であれば、きっと死因が老衰となるケースは多いだろう。その場合、何をもって老衰死と診断されたのか、体内はどうなっているのか……。そんな記述があることを想像しながら読み進めていった。

しかし、期待は見事に打ち砕かれた。「老衰死が妥当と思われたものは1例も存在しない」、それがこの論文の結論だった。たとえ老衰死と診断されるようなケースであっても、病理解剖してみると病変は必ず存在しており、〝老齢による自然死〟という老衰死には、科学的根拠があるとは考えがたい、というのが理由だった。

老衰死が何たるかを知る前に、老衰死など存在しない、という主張を突きつけられた私は、大いに混乱した。

「これでは老衰死のメカニズムの解明どころではない」。愕然としながらも、統計上は年々増え続けている老衰死が一体何なのか、ますます知りたいと思うようになっていった。

老衰死自体を認める医師・認めない医師

「机上で煮詰まっても仕方がない。まずは専門家に直接話を聞いてみよう」。私は気持ちを切り替え、論文のリサーチと並行して、各分野の専門家に取材を申し込むことにした。結果的に、国内で20人を超える専門家に取材の協力を仰ぐことになったが、それぞれの見解は意外なほど異なるものだった。

老衰死というとらえ方に対して否定的な姿勢を示したのは、死因を特定する病理医など基礎医学に携わる医師が多く、また大規模な急性期病院に勤める医師たちにもその傾向が強かった。

ある医師は「医者になって25年になりますが、これまで死亡診断書に老衰と書いたことは一度もありません。死因を老衰とするのは、医師として〝逃げ〟だと教育されてきましたから」と話してくれた。

また別の医師は、「そもそもね……」と言いながら、こんな指摘をしてくれた。

「医者は、病という『異常』に対処し、患者の『生存期間を延ばす』ことが使命です。ですから、その『異常』がなぜ起きるのか、メカニズムを解明し、治療法を見いだそうと研究するのです。一方で、加齢にともなって老い衰えて死に至る、老衰というのは『正常』な現象です。むしろ、100歳になっても無病でいることのほうが不思議でしょう？　その観点で言うと、医学界では『正常』な現象について、そのメカニズムを解明しようという動機や、『老いてなぜ死ぬのか』という、医療の本来の目的に逆行するような探求をしようという動機を持ち得ない人のほうが、圧倒的に多いのではないでしょうか」

この話を聞いたとき、「人はなぜ死ぬのか」という問いに対して、医学的見地から答えた論文が一向に見つからないのはなぜなのか、ようやくわかった気がした。

一方、こうした見解とは違うとらえ方をしていたのが、芦花ホームの石飛先生のような高齢者医療に従事する医師たちだった。施設入居者や在宅介護を受けている高齢者と継続的にかかわり、看取りまで行う医師たちは、もはや老衰死としか言いようがないケースが増えていると話してくれた。

なぜ、そのような考え方の違いが生まれるのか。過去に大規模病院に勤務した経験があり、現在は在宅医療を中心に行っている医師がその理由を説明してくれた。

「病院の場合、ひとりの患者さんと年単位で継続的にかかわることはほとんどありません。どこか具合が悪くなった、風邪を引いた、そんなときに〝点〟で診ることが大半です。そればかりか、息を引き取る間際に救急搬送されてきて、最期の瞬間だけのかかわりとなる場合も少なくありません。そうなると、たとえ亡くなった患者さんが90歳、１００歳であったとしても、「老衰」とは診断しづらいものなんです。老いというのは、医師の目の前で急激に現れるものではありませんから、自分が診ていないものを死因とは考えようとしないんです」

実際にその医師も、病院に勤務していた時代は、死亡診断書に老衰と書いた記憶はないと振り返る。しかし、在宅医療で継続的に患者とかかわるなかで、大きく見方が変わっていったと言う。

「2週間に1回、患者さんの自宅への往診を続けていくと、病院では診えなかった〝老い〟が診えてくるんです。前に比べてトイレに行く動作がゆっくりになったな、とか、食べる量が減ってきたな、とかね。そうして〝線〟で診ていくと、患者さんが最期を迎えたとき、それは特定の疾患がもたらしたものではなく、老いによる死だった、と判断するわけです。たとえば、95歳の患者さんが亡くなったとき、以前の自分だったら死因を〝心不全〟としたかもしれません。でも何年もその人を診てきた過程を経ると、それは病気によって心臓が止まったのではなく、老いによって止まったんだと」

さまざまな考えに触れてみてわかってきたのは、老衰死というのは客観的な定義がはっきりしておらず、医師の主観によって判断される要素が強いということだった。同じ患者を診た場合でも、老衰死と診断する医師もいれば、何らかの病名をつける医師もいる、という可能性がある。医師によって大きく見解が分かれるなかで、老衰死をどうとらえればよいか、それが定まらない限り、取材の方向性は見えてこない。

「さて、どうしたらいいものか……」。取材を終え、悶々としながら帰局すると、ちょうど西山が芦花ホームでのロケを終えてプロジェクトルームに戻ってきた。

「お疲れさま。専門家の取材はどう？　何か収穫あった？」

こちらを気にかけつつも、彼もなんだか浮かない表情をしている。それもそうだろう、人の最期に赤の他人が立ち会うだけでも大変なことなのに、その過程をカメラで撮影することを認めてもらえるだけの関係を、日々の取材のなかで相手と築かなくてはならない。気の優しい男だけに、精神的な負担は人一倍大きいのではないかと想像した。そんなときに申し訳ないと思いつつも、私は相談をもちかけることにした。

「『老衰死などない』って言う医師と、そうでない医師とがいて、まったく考え方が違うんだ。定義がはっきりしていないものを科学的にとらえることができるのか、心配になってさ」

「おれも同じことあったな。病院の院長に電話で取材の趣旨を説明したら『患者の寿命を延ばすために働いている医師に向かって、人はどうやって死ぬんですか、なんて失礼なことを聞くな』って怒られたよ」

老いと向き合い、老いを受け入れることは、穏やかな最期を迎えるために最も大切なことだ、という石飛医師の姿勢を間近で見続けてきた西山も、こうした異論をどう受け止めればいいのか、難しさを感じていた。

それでも、互いに漠然と感じていた不安を口にし合ううちに、ひとつのアイディアが浮かんできた。

「老衰死について全国の医師がどう考えているか、その全体状況がわかれば、とらえ方の方向性が見えてくるかもしれない」

「時間はかかるかもしれないけど、アンケート調査をしてみたらどうだろうか。『死亡診断書に老衰死と記載したことがあるか』『それはどのような場合か』とか……」

「数と内容によっては貴重なデータになるかもしれない。番組に盛り込むことも想定して質問項目を作ってみよう」

さっそく、アンケート実施に向けた準備を進めることにした。

勤務医と在宅医、診断への回答が正反対

アンケートの対象としてあげたのは「一般社団法人日本老年医学会」（東京・文京区）。会員数は５４００人、高齢者医療に従事する全国の医師が名を連ねる。理事長の大内尉義《やすよし》さんに調査の趣旨を説明すると、すぐに興味を示してもらうことができた。

「現時点では、死亡時に『老衰』をどう判断しているのか、ガイドラインはあっても意思統一はなされておらず、個別性が大きいのが実情です。これは決して好ましい状況とは言

えません。当学会との共同調査としてできれば、われわれにとっても貴重なデータになります。次の理事会にかけてみましょう」

問題意識を共有できたことで、アンケート調査はすぐに実施することが決まった。その後、1ヵ月の回答期間を経て、学会員1700人余りから回答を得ることができた（90、91ページ図表5のグラフ1～5）。それぞれの回答について解説していこう。

1．「死亡診断時に死因を老衰としたことがあるか」

「ある」と答えたのは53％、「ない」は45％であった。数字上は、老衰を死因のひとつとして認識している医師の数が上回っているが、逆の見方をすれば、老年医学に携わる医師であっても、半数近くが老衰死と診断したことがない、という結果でもあった。

2．1の質問で、医師の所属別の回答

同じ質問でも所属によって結果は大きく変わってくる。「大学病院・急性期病院」に勤務する医師の場合、老衰死と診断したことが「ある」のは43％で、「ない」の56％を明らかに下回る。一方、「療養型病院・在宅医療機関」などの医師では、「ある」64％、「ない」34％と、「大学病院・急性期病院」と反対の結果となった。

3.「老衰死とする年齢は？」

何歳からが老衰死かというなかで、最も多かったのは「90歳以上」（32％）。「80歳以上」「85歳以上」（各30％）も拮抗しており、医師のあいだでも意見が分かれた。

4.「老衰死と診断することに対して、難しさや不安・葛藤を感じたことはあるか」

これには、「ある」と答えた人は半数近く（46％）に上った。その理由としてあげていたのは、

・老衰死の定義が不明確
・高齢者の場合、複数の疾患が複雑に絡み合っている症例が多く、老衰死と診断するのが難しい
・老衰死とすることを認めるための社会的合意が必要だから

などであった。

本章の冒頭に記載したとおり、国が老衰死の診断についてガイドラインで示しているに

図表5　「老衰死」に関するアンケート調査

1　死亡診断時に死因を
「老衰」としたことがあるか

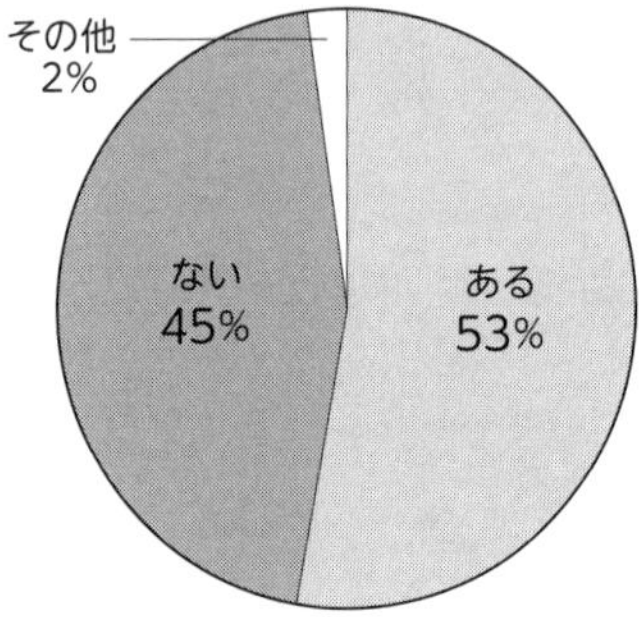

2　死亡診断時に死因を「老衰」としたことがあるか <勤務先別>

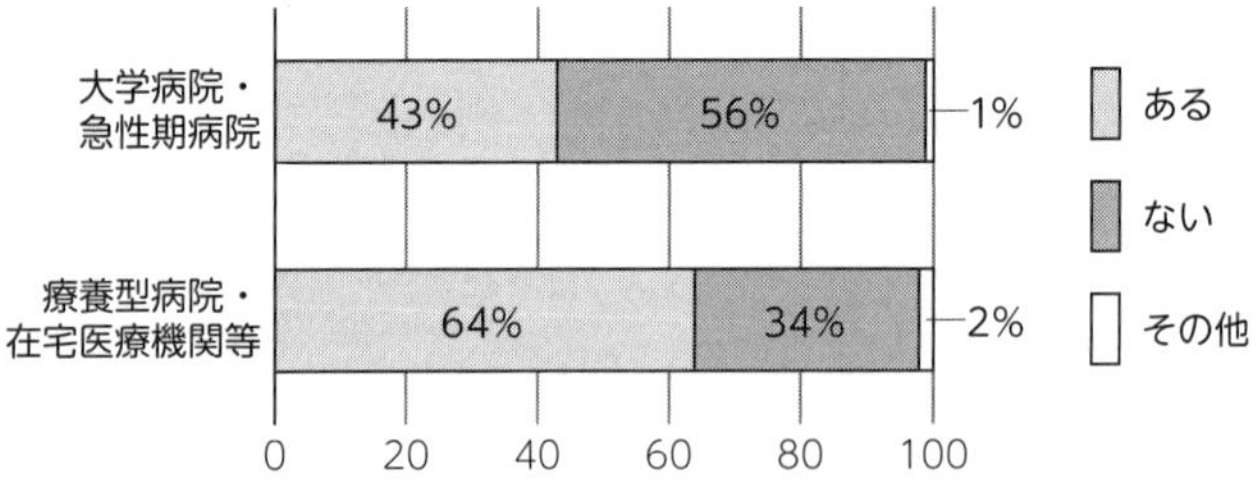

3「老衰死」とする年齢は？

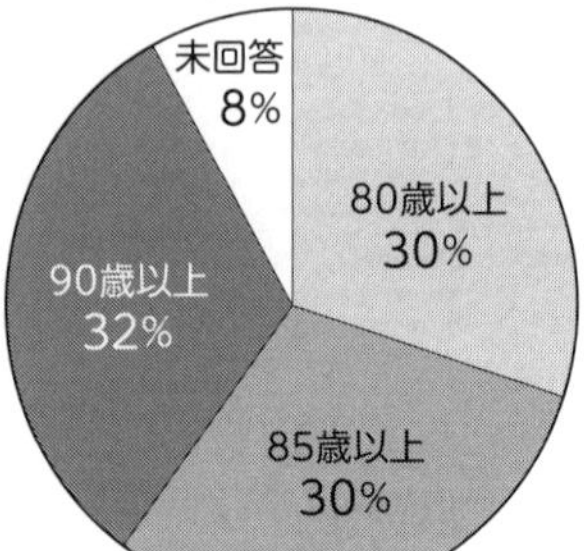

4 「老衰死」と
診断することに対して、
難しさや不安・葛藤を
感じたことはあるか

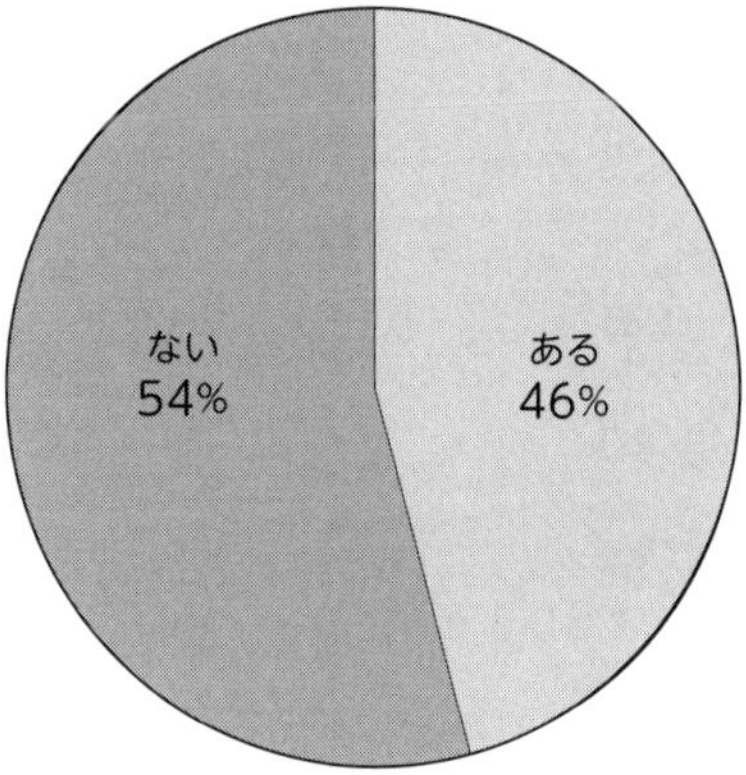

5 「老衰死」は
今後増えると思うか

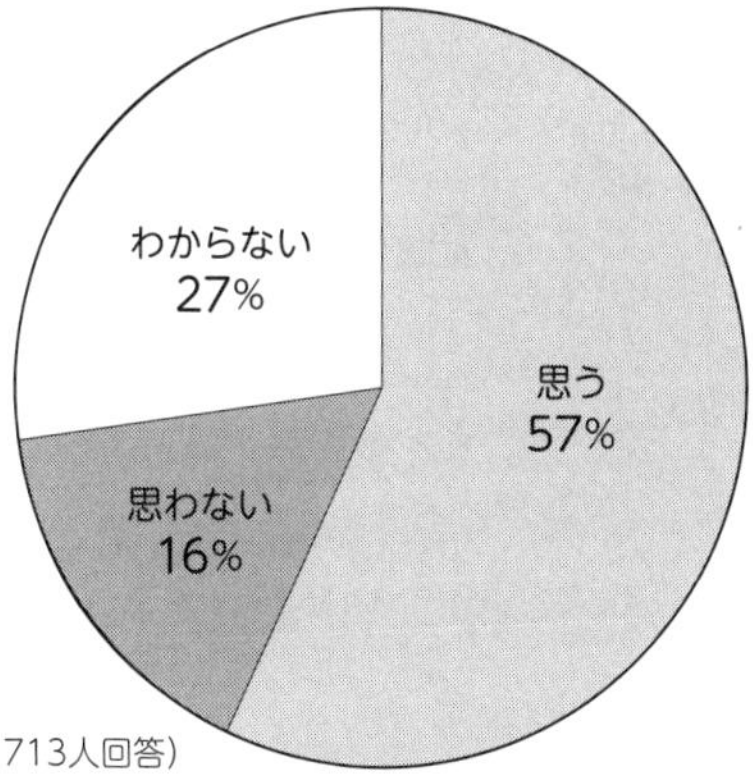

対象　日本老年医学会（5400人中1713人回答）

もかかわらず、現場の医師たちのなかには、その定義が明確ではないと感じ、難しい判断を迫られているケースがあることがわかった。

また、回答のなかには、「最初は『老衰死』とすることに抵抗はあったが、実際、特に原疾患（悪性腫瘍や肺炎など）がないにもかかわらず、徐々に食事がとれずに衰弱していく患者さんを診ていると『老衰死』もひとつの診断としてあると、考えるようになった」という記述もあり、医師としての経験を重ねるなかで、考えが変わったとする医師もいた。

一方、老衰死と診断することへの不安や葛藤などは「ない」と回答したのは54％。主な理由は、

・経験を十分踏まえたうえで必ず家族に同意を得ているため

・長期的に診ていくと老衰以外の死因が考えられない（衰弱して枯れるように亡くなる）

・医師は可能な限り死因を突きとめるべきであり、老衰死と診断するのは恥ずべきことなどで、老衰死と診断した経験の有無にかかわらず、多様な声が寄せられた。

5．「老衰死は今後増えると思うか」

「思う」と答えた人が57％と最も多く、大半の医師は、増加傾向が今後も続くと見ていることがわかった。

老衰死者数が大幅に増えてきた理由

アンケートの結果から見えてきたのは、「老衰死とは何か」、その定義は医師にとっても曖昧なものだという実情だった。それゆえ、医師が置かれている状況や、これまで受けてきた教育、医学的ポリシーなどが、老衰死のとらえ方についても多分に影響していることが浮かび上がってきた。

やや意外だったのは、老衰死の診断を左右する要因として、「家族との関係性」をあげる医師が少なからずいたことだった。

「家族との信頼関係があれば、老衰死と診断できる」

「死因を老衰にすると、死因の究明が不徹底だとして、家族から訴訟を起こされるリスクがある」

理由の是非はともかく、死因が主観的に判断されているケースが複数確認された。

このアンケート結果を踏まえて専門家に話を聞いていくと、本章の冒頭で示した老衰死の統計グラフが、なぜ不思議なU字型のカーブを描いているのか、その背景の事情が見えてきた。

1950年代以降、老衰死の数が減り続けてきたのは、死因の診断技術の向上にともなって、臨床現場でも「死因の究明を徹底する」ことが求められるようになったのが大きな要因と考えられる。実際に、回答した医師たちの多くは、こうした時代のなかで医学教育を受けてきた世代であった。

その後、近年になって老衰死者数が増加に転じているのは、平均寿命の延びによって超高齢者の死亡者数が増えたことで、老衰死者数も増えているからだというのが専門家の見方である。

さらに今後、「病院から在宅へ」の移行が進み、在宅で最期を迎える人が増えると仮定すると、かかりつけの医師が日々の往診を通じて長期的に患者とかかわるケースも多くなり、結果的に老衰死と診断される割合そのものも増えていく可能性があると考えられる。

いずれにしても、医師によって老衰死に対する見方が大きく異なっているという結果を突きつけられたことで、私たちが越えなければならないハードルは一層高くなった。ただ、これも考え方を変えれば、老衰死のとらえ方が定まっていないからこそ、その実像に迫り、伝えることに意義がある、とも言える。

やはり、客観的な事実をひとつひとつ積み上げていくしかない。改めて気持ちを引き締め直し、取材を続けていくことにした。

第4章

自力で食べて
老衰死か、
胃瘻で延命か

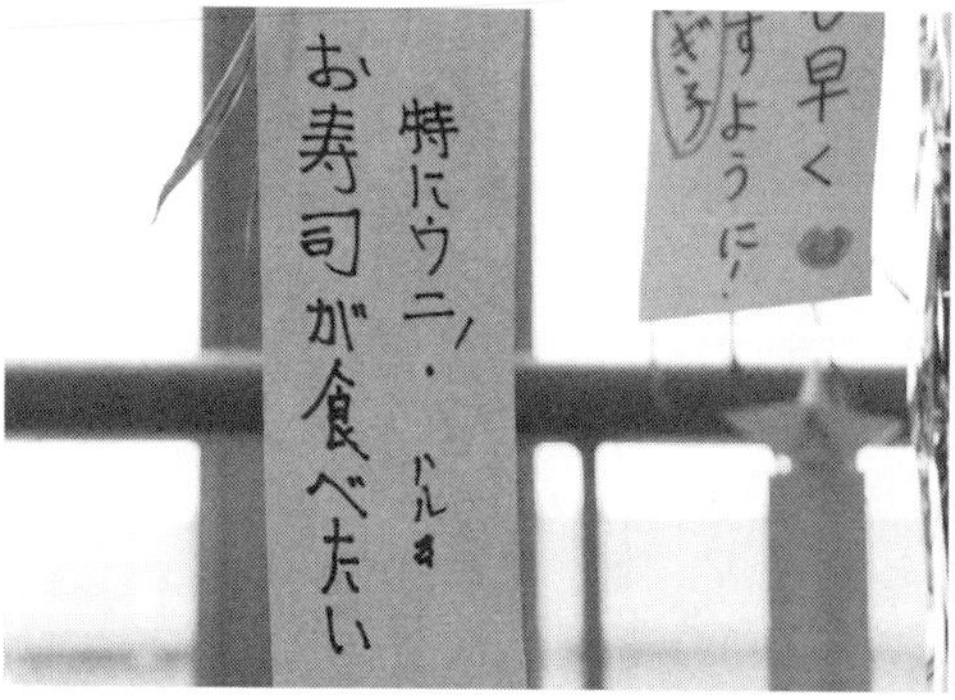

「食べること」を介護の基本とする芦花ホーム。
最期まで自分の口で食べるためのアイディアが盛りだくさん

ドキュメントパート

最期まで食事を楽しむための調理の工夫

西山　穂

前章のサイエンスパートで老衰死と診断される背景に、医師が点でなく線で高齢者を診ることがあった。高齢者との継続したかかわりが、老衰の診断に結びつくと考えられるが、芦花ホームでも、日々の介護のなかで大切にしていることがあった。それは、毎朝必ず行われるミーティングで丁寧に伝えられる内容にも表れていた。

朝のミーティングでは夜勤の介護士・看護師から、日勤のスタッフへ入居者の睡眠の様子や体調の変化、薬の服用状況などが細かく引き継がれていく。これは、老いの日々をすごす103人の入居者について、医師の視点からだけではなく、生活を支えるスタッフも気づいた小さな変化について情報共有をするため、大変重要なことがわかった。

そして、なかでも、詳細に報告されていることがあった。それは、入居者の方々の〝食事の状況について〟だった。食べる量や食事にかかった時間、食事に対する意欲などが細かくチェックされていたのだ。その理由は、食べられなくなることが〝老衰死のサイン〟のひとつだということに加えて、最期まで自分の力で食事を楽しんでほしいという願いからであった。

食べることとは生きることとの原点であり、人生のいちばんの楽しみであるとの考えが芦花ホームの介護の基本となっている。

献立のメニューを考える管理栄養士の永井雅子さんには、「揚げ物、餃子が好き！」「ソース焼きそばが食べたい！」「メニューに唐揚げを入れてほしい！」など連日、さまざまなリクエストが寄せられていた。そんな入居者の食への熱い思いを支えるべく、「春のお花見御膳」や「七夕の特別食」「お寿司バイキング」など、季節ごとに食事に関するバラエティーに富んだイベントも企画されていた。

そして、食事の形態にもいろいろと工夫が凝らされている。入居者の飲み込む力や噛む力に合わせて、「普通食」「刻み食」「ソフト食」「ミキサー食」の4つを用意し組み合わせている（101ページ写真）。

ソフト食は一度、ミキサーにかけた後、ゼラチンなどを使って、もとの食材のかたちに整える手間をかけていた。

体の衰えとともに多くの人が「普通食」↓「刻み食」↓「ソフト食」↓「ミキサー食」という順番で食事の形態を変えていくことになる。この変化を見るなかで、離乳食を食べていた赤ちゃんがだんだんと普通食を食べられるようになるのとは、反対の変化をしていくような感想を持った。

老い衰えるとは、最終的にはいままでできていたことが少しずつできなくなっていくことなのかもしれない。そうした変化を決して敗北ではなく自然の摂理なのだと受け入れることができれば、本人も家族も少しだけ穏やかな気持ちですごせるようになるのではないか、と私は感じた。

自分の力で食べ続けるための〝健口体操〟

さらに、食べることを最期まで楽しんでもらうため、芦花ホームでは口腔ケアにも力を入れていた。歯科衛生士の渡辺三恵子さんが中心となり、入居者ひとりひとりの「口腔ケ

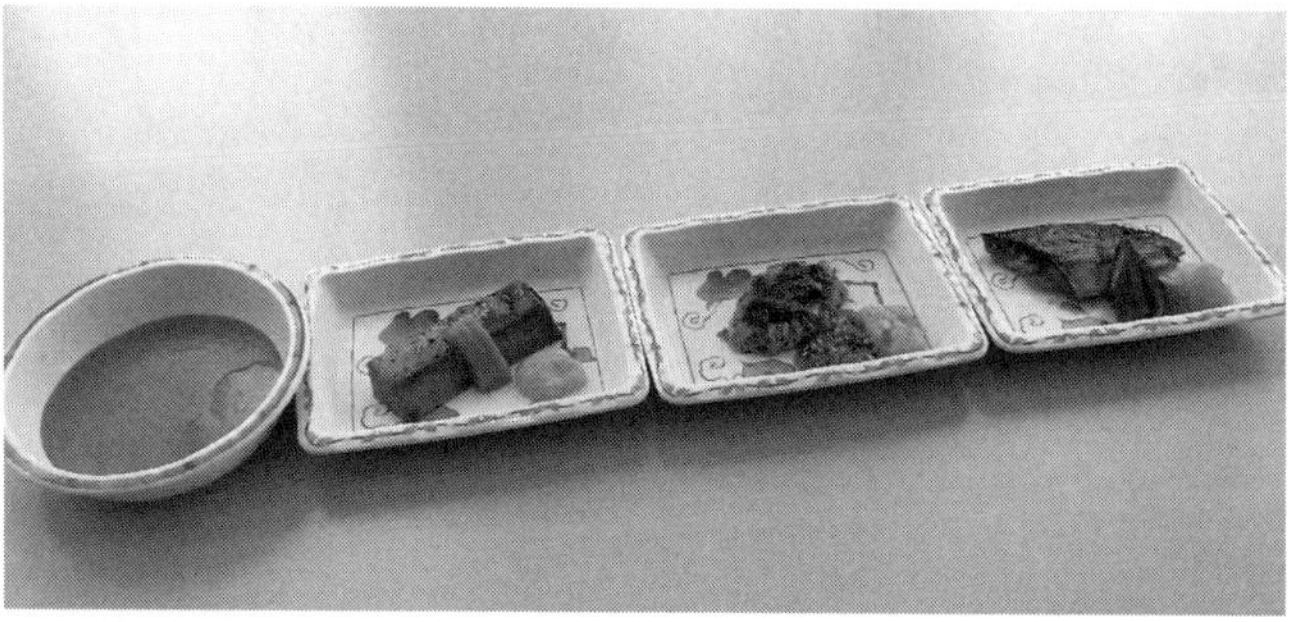

魚の調理も4段階。右から、「普通食」「刻み食」「ソフト食」「ミキサー食」

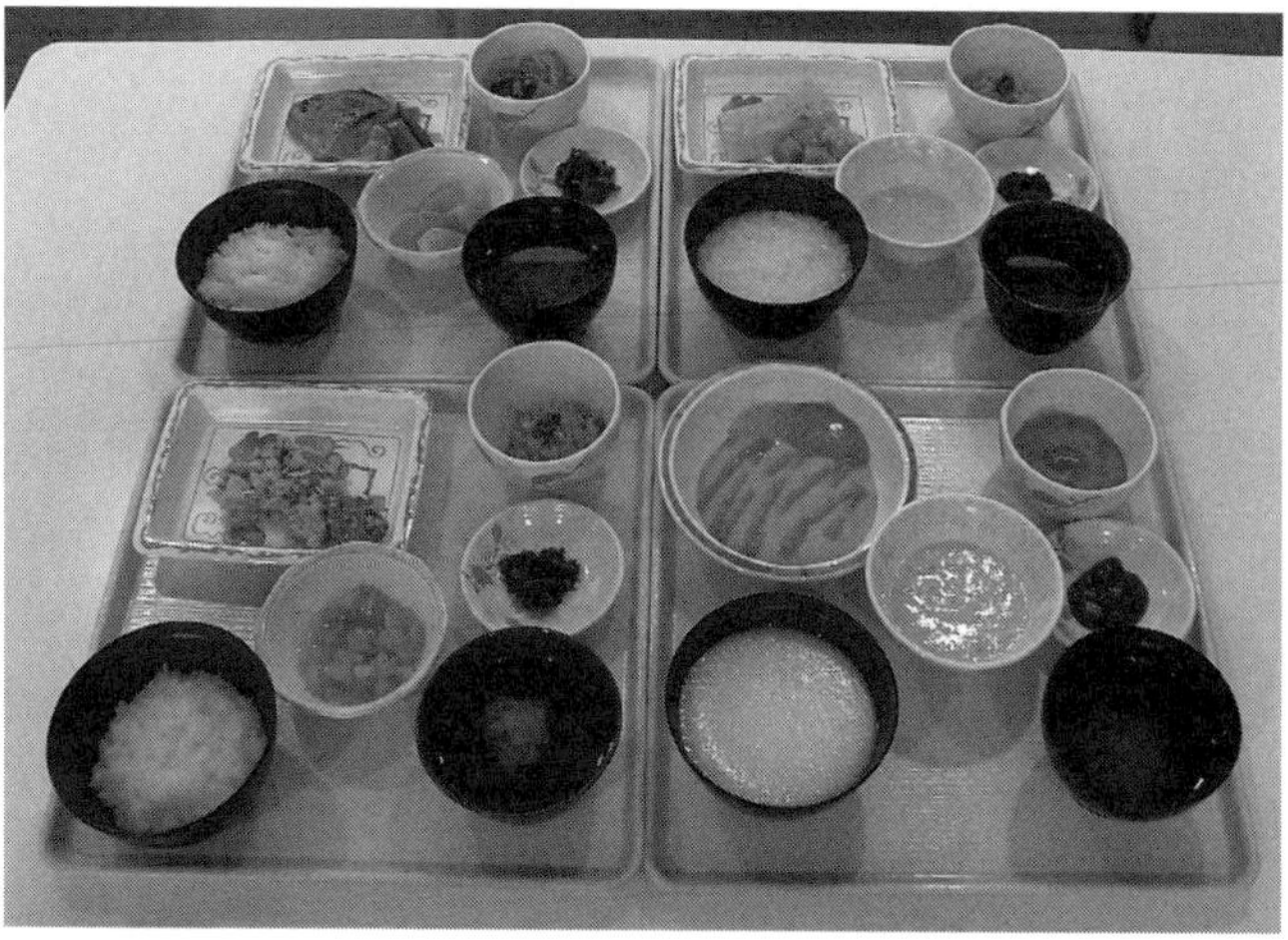

配膳された食事も4段階に分かれていて、食の楽しみを大事にしている

アマネジメント」を行っている。

「口腔ケアマネジメント」はあまり聞き慣れない言葉だと思うが、簡単に言うと、食べることに欠かせない口の機能を保つため、さまざまな職種が連携しながら、必要に応じた治療・ケアを総合的に行うということだ。

具体的には、入居者の状態に合わせて、口のなかの衛生状態のチェックや指導、義歯(入れ歯)の適合状態の確認、口腔機能の維持・向上のための取り組みなどを行っている。

私が驚いたのは、入居者全員にかかりつけの歯科医がいて、定期的に歯の治療や入れ歯の手入れ、作り直しが行われていること。年齢を重ねるなかで、歯茎の状態が変わり、一度作った入れ歯の手直しが欠かせないというのだ。また、食べ残しなどが口のなかにあると、肺炎などの感染症の原因になったり、歯茎が炎症を起こし義歯を入れると痛みを感じて、食べる意欲の低下につながったりすることもあるという。

そして、〝健口体操〟という顔や口の周りの筋肉をよく動かす独自の運動も毎日欠かさずに行われていた。

口をよく動かすことによって唾液の量が増えることが期待できる。この唾液には消化や食べ物を飲み込むのを助ける作用、口を洗浄し、細菌が増えるのを防ぐ作用などいろいろな働きがあると言われている。

口腔ケアというと、まず頭に浮かぶのは歯磨きだが、高齢者の場合は食前の体操が重要だという。だから健口体操では口だけでなく、深呼吸を行い首や肩を動かし、さらに下肢（足）の筋力を維持する運動も行う。

こうした取り組みをすることで、脳と体が活性化して食欲も出て、自分の力で食べる期間が延びることにつながる。それは、生活の自立や生きる意欲の向上にも関係する重要なことだと、歯科衛生士の渡辺さんは語っていた。

「元気な高齢者ならば、歯磨きもきちんとできて、おしゃべりも多くすることで自然と唾液も分泌され、口腔内が清潔に保たれます。しかし、口の中の汚れが目立ったり、乾燥していて唾液の分泌が少なかったりするのは、ひとつのサインなんですね。ですから、専門職が異常を見逃さず、負担にならないかたちで支えてあげることが大事だと思っています。認知症が進んだ方でも、入れ歯の作り替えをして、痛みがなくなるとよく食べられるようになってうれしそうな表情をします。口のケアをすることで生活の質が上がると考えています。健口体操は誰でも簡単にできる体操ですので、みなさん試してみるのはいかがでしょうか」（健口体操のやり方は以下のＵＲＬからパンフレットをダウンロードできます）。

http://www.setagayaj.or.jp/rp/upload_data/roka-kenkoutaisou-no-susume.pdf

確かに食事のときには、入居者の笑顔があふれていた。石飛さんも食事の大切さについて次のように話している。

「自分自身もそうですが、おいしいものを食べるために生きているようなところがあるよね。年をとればとるほど食事が最高の楽しみになる。恋愛もあんまりできないしね！　実は、これは人間の尊厳にかかわることだとも思うのです。食べられるというのは生きている時間が続いている証拠、自立して生きている証拠ですよね」

胃瘻でも誤嚥性肺炎になるというジレンマ

試行錯誤のなかで、自然な最期を支える看取りを続ける医師の石飛さんが芦花ホームに勤めておよそ10年。毎朝7時過ぎには芦花ホームに出勤し、すべての入居者の様子を診て回ることはすでに第1章で記した。

実は、番組ではお伝えしなかったが、石飛さんが朝の回診で必ず最初に様子を診にいく入居者がいる。胃に穴を開けて栄養をとる「胃瘻」を行っている方々だ。芦花ホームにはいまも本人や家族の希望で胃瘻をつけた入居者が15人暮らしている。ホームに入居後胃瘻をつけた人は一人しかおらず、ほとんどが入居前にすでに胃瘻をしていた方々であるが、石飛さんの呼びかけに反応できる人はほとんどいない。それでも、すべての人の最期を穏やかに迎えさせてあげたいと石飛さんは考えているという。

「初めは食べられなくて放っておけないと、みんな、胃瘻をつけた時期があったのですね。でも、次第に、反応がなくなって、ご本人を見ているのが辛くなる家族も多いのです。次第に施設への足が遠のく家族を私はたくさん見てきました。でも、胃瘻の方の最期も支えるのが、私たちの大切な仕事だと思っているんです」

胃瘻は、２０００年代に日本で爆発的な広がりを見せた延命医療のひとつだ。認知症などを発症し、嚥下機能が落ちた高齢者に、食べられなくても生きられる夢の治療法として広がり、いまでも40万人近い人が胃瘻でいのちをつないでいる。

しかし、意思の疎通が十分にできないまま長期間いのちが延びることが、本人にとって本当によいことなのかという社会的な議論が盛んに行われるようになった。胃瘻の延命効果についての海外の研究は次章で詳しく触れる。

芦花ホームではいま、胃瘻を新たにつける入居者は減っていく傾向が続いているが、一度胃瘻をつけた人をどのように最期まで支えるかという課題は残されたままになっている。どんな目的のために胃瘻をつけるのか。きちんと考えて決断することが大切だと石飛さんは語っている。

「胃瘻をつけて、また体力を回復して元気を取り戻すことができるのならば、私は行うべきだと思います。しかし、現実には多くの方がそうではありませんでした。もう寝たきりで意識も戻らないような方に胃瘻をつけて、栄養を入れて生きていてもらう。本人にはただ結果的に、時間だけが与えられているようなことになってしまっている。生活の中身が本当に保障されているのか。終末期を迎えた高齢者に胃瘻を行うことは果たして本人のためになるのか、という思いは私のなかではますます強くなっています」

石飛さんが胃瘻に対して厳しい意見を持つ理由のひとつが、本来は、誤嚥を防ぐためにつけられた胃瘻のはずが、老いとともに、栄養の吸収ができずに、逆流して嘔吐が起こり、結局は誤嚥性の肺炎を起こしてしまうというジレンマがくり返されることにあるという。本人のためにと始めた医療が、結果的に、逆に本人を苦しめる事態に何度も直面したのだ。

芦花ホームでは胃瘻でとる栄養量を減らす

それでは、胃瘻を選択した人の最期をどう支えるのか。芦花ホームでは、数年前から、ある試みを始めている。家族と話し合いながら本人の体調に合わせて、胃瘻でとる栄養の量を減らすという取り組みだ。

取材を続けるなかで、80代の女性は一日の栄養の量を1200キロカロリーから800キロカロリーにまで減らしながら最期の日々をすごしていた。量が多いと逆流して嘔吐したり、下痢が続いてしまうというのだ。

しかし、家族は栄養の量を減らすと体力がなくなって、死期が早まってしまうのではないかと不安を抱えていた。施設では何度も話し合いを続け、量が多いとかえって本人の負担になることが多いということに理解を求めていた。

取材に応じてくれた女性の弟は、その心配を次のように語っていた。

「量を減らすとは、それだけ栄養が足りなくなることですよね。普通の健康な体ではないわけだし、やっぱり抵抗力がもっと落ちてしまうのではないかとか、そうしたら、もとには戻らないのではないかとか、そういう問題は心配しました。ですが、栄養を入れすぎて苦しむようなことは望んでいないので、現実には少なくするのは仕方がないと思います」

そして、量を少なくしても、体が受け付けなくなったと判断したとき、施設では、胃瘻の中止という選択も行っている。それは、延命を望む家族にとってはより辛い選択だ。

石飛さんは、老いとともに食べ物を消化吸収することができなくなるのは、胃瘻の人も同じだと考えている。

「結局は、老い衰えていく自然の摂理に私たちは従うしかないんですね。それは、胃瘻の人でも同じです。入れすぎれば逆流や下痢をする。それは、体が処理できないから起きることです。栄養を多く入れたら、いのちが延ばされるわけではないということを、体は反応をもって私たちに示していると感じています。最期にもう少し生きてほしいと周りが願う気持ちはわからなくもない。でも、やはり、限界がくるという事実を受け入れる必要があると思うのです」

延命医療の差し控えや中止が可能になった

胃瘻などの経管栄養をしているケースでの差し控えや中止について、ここ数年で学会や国のガイドラインに大きな動きがあった。

日本老年医学会では、２０１２年に「高齢者ケアの意思決定プロセスに関するガイドライン　人工的水分・栄養補給導入を中心として」というガイドラインを発行している。

そのなかでは、全身の状態が悪化し延命効果が見込まれない、ないし、必要な「生活の質＝クオリティ・オブ・ライフ（Quality of Life＝ＱＯＬ）」が保てなくなるなどの理由で、経管栄養を続けることが本人のためにならないと判断されたとき、人工栄養補給の中止や減量も選択できると初めて表明した。

これは、一度始めた延命医療であっても、本人や家族、医療従事者が十分に話し合いを行えば差し控えたり、中止したりすることができるというものだ。

また、国（厚生労働省）が示した「人生の最終段階における医療の決定プロセスに関するガイドライン」（２０１５年）でも、本人による決定を第一に尊重しながら、家族などの第三者が医療従事者と十分に話し合って、患者にとって最善の選択であれば、延命医療の差し控えや中止も選択することが可能であるとしている。

国のガイドラインが指す延命医療とは、胃瘻などの人工栄養補給法に加えて、人工呼吸器や人工透析なども含まれている。つまり、ガイドライン上では、これらの延命医療の差し控えや中止は可能だということになる。

学会や国のガイドラインに共通していることは、患者や家族の思いを尊重しながら、医療従事者がチームによって最良の判断をすることで、いのちの終わりを意味する延命医療の中止を選択肢として認めていることだ。

一度始めた医療であっても、患者が終末期に入り、その医療を続けることが本人のためにならないと、患者自身や家族、さらに医療者が判断すれば、延命医療を中止できるのは、一見当たり前のように感じる人も多いのではないか。しかし、実際の医療の現場では、延命医療の中止には高いハードルが立ちはだかっている。どの程度、延命医療の中止が行われているのか、その正確な全体像は未だに明らかになっていない。

過去の事件が延命医療の中止の壁に

そして、延命医療の中止の選択に強い抵抗を感じている医療従事者も少なくない。その理由として考えられているのが、過去に起きたさまざまな延命医療の中止をめぐる事件だ。

１９９８年の神奈川県川崎協同病院では、当時58歳の男性患者が心肺停止状態で運ばれ、人工呼吸器などがつけられたものの、その後、主治医は呼吸器を取りはずし、筋弛緩剤を投与して死亡させたとして殺人罪に問われた（最高裁判決で有罪）。

また、２００４年には北海道立羽幌病院、２００６年には富山県射水市の射水市民病院でも、患者の人工呼吸器を取りはずしたことにより殺人容疑で書類送検されるという事件が起きた。

あとのふたつの事件はいずれも不起訴となったが、これらの問題は当時、マスコミによってセンセーショナルに取り上げられた。

患者の人工呼吸器をはずした事例について、警察が〝殺人容疑〟というかたちで介入したことは医療従事者に強烈な印象を与えただろう。一方で、なぜ延命中止が行われたのか、それはどのような状況で起きたのか、どうすれば問題にならなかったのか。当時、マスコミの報道が過熱する一方で、冷静に問題点を整理し、終末期医療のあり方について国民的な議論となることはなかった（これらの事件はＮＨＫでも数多く報道された）。

結果的に延命医療の中止は、医療従事者にとって、一歩間違えれば糾弾の的になるとの恐怖から、強い拒否感を残したと考えられる。それは、延命を前提とした〝無意識の医療〟が日本全体に広がることにつながったと言えるのではないだろうか。

延命医療の中止は、実態としてどの程度行われているのか。第3章でも紹介した日本老年医学会の会員医師へのアンケートでは、次のような答えが返ってきた。

「認知症末期の患者さんに人工的水分・栄養補給法の差し控え・または撤退を経験したことがあるか」との問いに、ある49％、ない47％、無回答４％だった（１１３ページの図表6）。

図表6　延命医療の中止の実態

【質問】認知症末期の患者さんに人工的水分・栄養補給法の差し控え・または撤退を経験したことがあるか

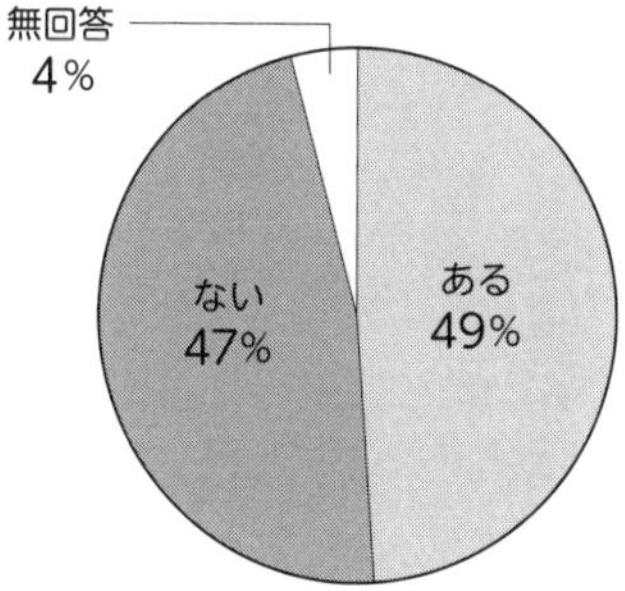

対象　日本老年医学会（5400人中1713人回答）

半分の医師は中止の経験がある一方で半分の医師は経験がない。つまりは、最期まで胃瘻などの栄養補給が続けられているということだ。

芦花ホームでの取材では、胃瘻の人でも最期は栄養を吸収するのが難しくなり嘔吐や下痢などの症状が出てしまうのが実態であった。石飛さんによれば、量を減らさずに胃瘻を続けていると、最期は窒息などを起こして亡くなる危険性が非常に高くなるという。それは、おそらく胃瘻をつけている多くの高齢者に共通することだろう。

しかし、医師の半分は差し控えや撤退を経験していないという現状をどう考えればいいのだろうか。

40万人の胃瘻の患者がいると言われている日本。延命医療を受け続けた末に、高齢の患者たちはどんな最期を迎えているのだろうか……。アンケートから浮かび上がったこの事実に延命医療の問題の難しさを改めて感じた。

そして、私たちは超高齢社会を迎えるなかで、高齢者の終末期（最近では「人生の最終段階」という表現を使うことが多い）の医療がどうあるべきなのか、延命医療の差し控えや中止について、もっと社会全体でオープンに議論されることが、いま求められているのではないだろうか。

病院死8割という現実が示すこと

さらに、日本では病院で最期を迎える人の割合が、依然としておよそ8割となっている。国は、積極的に在宅での看取りを進めているが、思うようにその取り組みは進んでいない。多くの人が最後まで何かしらの医療を受け続け人生の最期を迎えているのだ。

私は決して、医療を受けて亡くなることを否定しているのではない。医療を受けて穏やかな最期、本人や家族が納得できる最期が迎えられているのかということを改めて考えたい。

救急医療の現場には、いま終末期を迎えた超高齢者が次々と搬送され、心肺蘇生や人工呼吸器の装着が行われている。虚弱が進んだ高齢者への心肺蘇生は、胸の骨が骨折するなど患者に大きな負担になる場合があることが報告されている。突然の急変によって周りの人が救急搬送をしてしまうことは理解できるが、その結果として何が行われているのか。その実態を知る人は多くないのではないか。

また、腎臓病で人工透析の治療を続ける患者の実に6割以上が、65歳以上の高齢者となっている。

人工透析は、いのちをつなぐことができる大変有効な治療である一方、4時間に及ぶ治療が週に3回欠かせず、高齢の患者には治療そのものが大きな負担になることがあると言われている。透析を続けるなかで、認知症を発症し、治療について理解できなくなる患者も少なくない。治療をいつまで継続するのか。治療の中止という判断をどのように進めればいいのか。いま、患者やその家族のみなさんは難しい問題に直面している。

医療が進歩し、世界トップクラスの長寿国になった日本が向き合わざるを得ないさまざまな問題が、未だに十分な議論がなされないままとなっているのではないだろうか。私たちはそうした問題を伝える努力をする必要があると感じている。

第5章

老衰死の共通項「食べなくなる」メカニズム

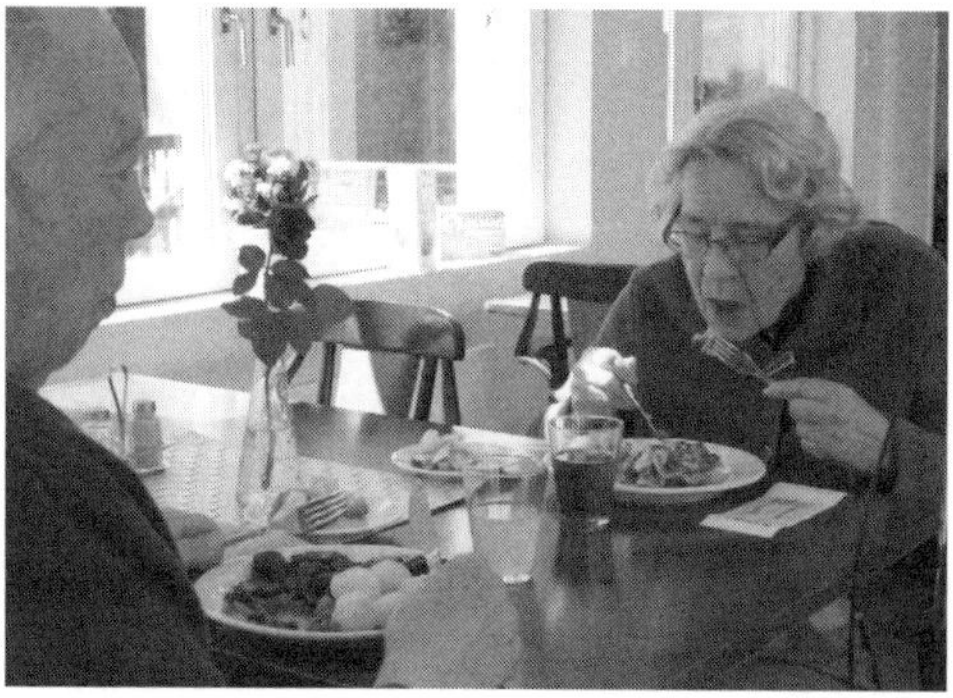

老いによる食欲不振は、脳や体からのサイン。
さらに「食べても身にならない」事実も判明

サイエンスパート

小笠原卓哉

「食べなくなったらどうする」各国の対応の違い

老衰死のとらえ方が医師によって異なるなか、老衰の兆候を日々の変化から見てとろうとする芦花ホームの取り組み。私たちは、ここで行われている看取りを通して見えてきた、老衰死のプロセスに共通する現象に改めて着目し、それがなぜ起きるのか、ひとつひとつ科学的に明らかにすることを目指すことにした。

「老衰死の共通項」としてまず直面する、「食べなくなる」という現象。死が近づけば食べなくなるのは、一見当たり前のような気がするだろう。だが、見守る家族や医療・介護スタッフにとっては、実は最も判断が難しい現象のひとつだということが取材から見えてきた。

なぜ、判断が難しいかというと、「食べなくなる」という現象が、体調不良や病状の悪化などで一時的に起きているものの、またもとに戻る可能性があるのか（＝可逆的状態）、それとも、どんな手を尽くしても回復不可能な状況にあるのか（＝不可逆的状態）、その見極めが非常に難しいためだ。家族は特に「がんばって食べればまた元気になってくれるのではないか」と希望をつなごうとする。

「食べなくなった」とき、日本では、芦花ホームのような自然な看取りを勧める施設や病院は決して多くはない。しかし、欧米諸国では、この段階から胃瘻や点滴などで人工的に水分・栄養補給を行うことに対して、消極的な姿勢を示す国が少なくないことがわかってきた。

そのことを示すデータのひとつが、２０１１年に国際長寿センター（世界17ヵ国で設立）が「日本の看取り、世界の看取り」と題して公表した国際比較調査の結果だ。対象となったのは8ヵ国（日本、フランス、イギリス、イスラエル、オーストラリア、オランダ、韓国、チェコ）。

調査では、「認知症と診断されて10年になる80歳の高齢者で、口からの栄養摂取が不可能になっている状態」（１２１ページ図表７）を想定ケースとしてあげ、医療や介護の対応として、どのような選択をするか、医師や看護師、介護士などの専門職に尋ねている。

まず、対応の基本方針として「最も望ましい」と考える選択肢について、「人工栄養補給の実施」と回答したのは、日本は46・2％で、8ヵ国中、3番目であった（121ページ図表7の表1）。

ところが、「実際には、どのような選択をすることになるか」という別の設問に対しては、「人工栄養補給の実施」と回答したのは、日本では71・6％と調査対象国で最も高い割合を示し、理想と現実のギャップも最大であった。続いて多かったのは、イスラエルで70・5％、韓国69・6％。一方、低いグループは、フランス17・6％、イギリス33・3％、オーストラリア41・2％という結果だった（122ページ図表7の表2）。

実際に表2の方針を選択した理由として「最も重視する」理由は、日本は「生存時間の延びる可能性」が最も多かったのに対し（38・8％）、フランス、イギリス、オーストラリアなどで最も多かったのは「本人の尊厳の保持」であった（122ページ図表7の表3）。

図表7 「食べなくなったとき」各国の専門家の対応

想定ケース

Bさん（男性、80歳）。自宅で妻とふたり暮らしをしている。認知症（アルツハイマー病）と診断されてすでに10年がたち、意識障害はないものの、近親者や介護士が呼びかけても目を動かす程度であり一般的な意思疎通には多大な困難がある。また、半月前にひどい熱と咳のために病院を受診したところ、肺炎と診断された。現在は、食物を飲み込むことができなくなってきており、点滴による薬剤と栄養剤の投与を行っている。口からの栄養摂取は不可能なため、十分な栄養摂取のためには近い将来に人工栄養摂取が必要となるが、この治療を行ったとしても余命は長くないと診断されている。妻（80歳）は在宅での生活の継続と看取りを希望しており、また少しでも長い時間を一緒にすごしたいと希望しているものの、妻自身の介護能力は低く、近隣に近親者はいない。

表1

【質問】Bさんのケースへの対応の基本方針として、
選択することが「最も望ましい」
と考える選択肢はどれですか。
専門職としての判断をお答えください。

	人工栄養補給の実施	漢方薬治療等の代替医療による積極的な治療	嚥下訓練等（リハビリテーション）の実施	現状を維持（点滴による薬剤や栄養剤の投与）し、積極的な治療等を行わない	特に何もしない	その他	合計
日本	46.2%	0.9%	16.7%	27.1%	2.7%	6.3%	100.0%
フランス	17.6%	0.0%	23.5%	35.3%	11.8%	11.8%	100.0%
イギリス	22.2%	0.0%	11.1%	22.2%	0.0%	44.4%	100.0%
イスラエル	50.8%	0.0%	7.9%	25.4%	7.9%	7.9%	100.0%
オーストラリア	15.1%	0.0%	9.4%	45.3%	11.3%	18.9%	100.0%
オランダ	29.6%	0.0%	11.1%	25.9%	14.8%	18.5%	100.0%
韓国	59.7%	2.6%	6.5%	22.1%	2.6%	6.5%	100.0%
チェコ	45.5%	2.3%	6.8%	38.6%	0.0%	6.8%	100.0%
全体	43.2%	1.0%	12.3%	29.2%	4.9%	9.4%	100.0%

図表7 「食べなくなったとき」各国の専門家の対応

表2

【質問】Bさんのケースへの対応の基本方針として、
実際には、どのような選択をすることになると考えますか。
これまでの経験も踏まえて、お答えください。

	人工栄養補給の実施	漢方薬治療等の代替医療による積極的な治療	嚥下訓練等（リハビリテーション）の実施	現状を維持（点滴による薬剤や栄養剤の投与）し、積極的な治療等を行わない	特に何もしない	その他	合計
日本	71.6%	0.0%	6.0%	18.8%	1.4%	2.3%	100.0%
フランス	17.6%	0.0%	5.9%	52.9%	17.6%	5.9%	100.0%
イギリス	33.3%	0.0%	0.0%	50.0%	0.0%	16.7%	100.0%
イスラエル	70.5%	0.0%	3.3%	18.0%	6.6%	1.6%	100.0%
オーストラリア	41.2%	0.0%	9.8%	35.3%	2.0%	11.8%	100.0%
オランダ	44.4%	0.0%	3.7%	33.3%	11.1%	7.4%	100.0%
韓国	69.6%	2.5%	3.8%	20.3%	0.0%	3.8%	100.0%
チェコ	63.8%	0.0%	4.3%	21.3%	4.3%	6.4%	100.0%
全体	63.6%	0.4%	5.3%	23.1%	3.2%	4.3%	100.0%

表3

【質問】上記の方針を選択する理由はなぜですか。
「最も重視する」理由をお答えください。

	完治の可能性	生存時間の延びる可能性	QOL向上の期待	経済的	本人の尊厳の保持	家族の意向に合致	国や施設のガイドライン	その他	合計
日本	2.9%	38.8%	6.7%	0.5%	16.7%	31.6%	0.5%	2.4%	100.0%
フランス	5.9%	17.6%	5.9%	0.0%	35.3%	29.4%	5.9%	0.0%	100.0%
イギリス	0.0%	14.3%	28.6%	0.0%	57.1%	0.0%	0.0%	0.0%	100.0%
イスラエル	0.0%	8.6%	29.3%	0.0%	20.7%	10.3%	24.1%	6.9%	100.0%
オーストラリア	3.9%	7.8%	23.5%	0.0%	49.0%	9.8%	2.0%	3.9%	100.0%
オランダ	18.2%	4.5%	18.2%	0.0%	31.8%	9.1%	0.0%	18.2%	100.0%
韓国	1.3%	42.7%	17.3%	0.0%	26.7%	10.7%	0.0%	1.3%	100.0%
チェコ	0.0%	7.3%	41.5%	0.0%	31.7%	4.9%	14.6%	0.0%	100.0%
全体	2.9%	27.1%	16.7%	0.2%	25.4%	19.6%	4.8%	3.3%	100.0%

出典：国際長寿センター（2011年）

アメリカ老年医学会は「経管栄養は勧められない」と表明

諸外国の学会のなかでも特に明確な方針を打ち出しているのが、「アメリカ老年医学会」（ＡＧＳ）だ。同学会では「重度認知症高齢者への経管栄養は勧められない」との立場を表明している。

なぜそのような結論に至ったのか、根拠となる研究を探っていくと、とりわけ頻繁に引用されている論文があった。アメリカの老年医学者、トーマス・フィヌケーンらが、１９６６年から１９９９年までに世界で発表された経管栄養法に関する医学論文を多角的に分析したものだ。本来、口から食べることが困難な認知症患者に対する経管栄養の導入目的は、次の４点などである。

①誤嚥を防ぎ、誤嚥性肺炎を予防すること
②栄養状態を改善し生存期間を延長すること
③栄養状態を改善することによって褥瘡《じょくそう》（床ずれ）や感染症を予防すること

④患者の苦痛を軽減すること

しかし、フィヌケーンらは、分析の結果、これらの目的いずれにおいても「有意な効果が認められなかった」と結論づけていたのだ。

芦花ホームの入居者の多くが、同じように認知症が進行した高齢者であることを考えると、石飛医師の看取りについての考え方と同学会の方針はぴったり当てはまる。

それにしても、「経管栄養をしても生存期間の延長につながらない」という結論には、たいへん驚いた。なぜ、この段階になると経管栄養は本来の目的を果たせなくなるのだろうか。

詳細を知るため、アメリカ老年医学会へコンタクトをとることにした。すると、ちょうど2015年5月に学会の年次総会が開かれることがわかった。ここでは、学会員が最新の研究成果を持ち寄り、議論が行われるとのことだった。

「総会で直接取材ができれば、有益な情報が得られるかもしれない」。現地でのロケを視野に入れ、取材交渉を進めることにした。

栄養を投与しても寿命が延びないわけ

栄養を投与しても寿命の延びにつながらないという「不可逆的」状態は、なぜ、どのように、起きるのだろうか。

その謎を解く手がかりは、ある縁を通じてもたらされた。

東邦大学医療センター大森病院（東京・大田区）の医師、大津秀一先生。緩和医療の専門医としてメディアなどで積極的に情報発信を続けており、前述したがん医療に関する「特報首都圏」の取材時に、たいへんお世話になった医師のひとりだ。在宅医療にも精力的に取り組み、30代にして1000人を超える患者を看取ったという、膨大な経験を持つ。

「多くの『死』に向き合ってきた大津先生なら、きっと力になってくれるはずだ」。そう考え、再び面会取材をお願いすることにした。

2015年3月下旬。すべての診療が終了した夕刻、緩和ケアセンターで大津先生の到着を待った。患者や家族の姿は見えなくなったが、医師や看護師たちはまだ慌ただしく院内を行き交っている。

「お待たせしてすみません！　ちょっと急患の対応があったもので……」

私より3歳年上の39歳で、これまで取材した医師のなかでも特に若い大津先生は、いつも患者に向けているであろう、その人なつっこい笑顔をのぞかせながら入ってきた。

「がんの次は老衰死ですか。とても挑戦的なテーマですが、個人的には非常に興味があります」

そう切りだした大津先生は、これまでの経験をもとに、老衰死と栄養補給の関係について話をしてくれた。

「飛行機は着陸するとき、できるだけ衝撃が少なくなるように徐々に高度を下げて地面に近づいていきますよね。人間の死も同じことです。いかにソフトランディングさせるかが大事なんです。もし、死の間際までエンジンをふかし続けていたら、最後は急降下するしかない。そんな着陸は誰だって嫌でしょう。終末期に入った患者さんに対して、治る病気の人にするような医療を続けてしまうと、逆に苦しめてしまったり、かえって余命を短くしてしまうことになりかねないんです」

それでも、食欲不振が強まった患者に対して、それ以前と変わらない栄養の投与が続けられている現実があるのは、家族のみならず医療者にも「栄養を与えなければ餓死させてしまう」という誤解があるという。

「死が近づくと食べなくなるのは、『飢餓』状態とは違います。栄養を入れたからといって、全身状態の改善は望めず、生存期間を延ばすことは難しい状態にあります。がんの場合、こうした状態は『悪液質』と言われますが、老衰でも筋肉量の減少が促進されるなど、似たような現象が起きていると考えられます」

大津先生の言葉を聞きながら、私は、石飛先生が著書や講演などでよく引用する「ハリソン内科学」（医師を志す人は必ず学ぶという教科書）の一節を思い起こした。

「食べさせないから死ぬのではない。死ぬのだから食べないのだ」

私は、そのことを実証する研究や論文がないか尋ねた。しばらく考えをめぐらせていた大津先生は、机のなかから一冊の本を取り出して見せてくれた。

「実は日本でも、栄養の摂取カロリーと体重減少の関係を調べている人がいるんです。この先生を訪ねてみれば何か面白い話が聞けるかもしれませんよ」

本の著者は、東京有明医療大学の川上嘉明准教授。「老衰死」の放送後、特に大きな反響が寄せられた、ある統計データに関する研究者だった。

「食べたものが身にならない」事実に迫る新データ

桜が見ごろを迎えたころ、東京有明医療大学があるお台場へと向かった。依然、取材の突破口が見えない状況に変わりはなかったが、やわらかい春風を全身に受けて、少しだけ気持ちが解きほぐされていく。そのせいもあったのだろうか、私のなかに、取材前から根拠のない期待感だけが高まっていった。

大学の看護学部で教鞭を執っている川上先生は、それ以前は看護師として約20年、病院や特別養護老人ホームなどで臨床の現場に携わってきた。改めて取材の趣旨を説明し、終末期における栄養補給のあり方について、どのような研究をしているのか質問した。

「高齢者が衰えとともに飲食ができなくなると、家族だけでなく、ケアをする看護師や介護士も動揺するものです。『もう少し補助をしたり、何か工夫をすれば、また食べられるようになるんじゃないか』、そういう思いが常にあるんです。急速に機能低下していくがん患者と異なり、老衰の高齢者の場合は、食事などの日常生活機能は、少しずつ衰えていきます。『昨日』と『今日』を比較しても、その変化はほとんど見えません。ケアに携わるスタッフの迷いや葛藤を少しでも軽減し、適切な対応をするためには、その高齢者がいまどの状況にあるのか、客観的にわかるデータが必要だと考えました」

そう説明すると、川上先生はノートパソコンを開いて、ある統計データを見せてくれた（131ページ図表8）。

「これは、国内4ヵ所の介護保険施設の入居者約100人を対象に、ある調査を行った結果です。①の線は、1日に摂取した食事量をカロリーベースに換算し、その変化を6年間記録したものです。対象者はすべて口から食べていて、胃瘻などを造設している人はいません。これを見ると、亡くなる1年半～1年前までに徐々に減り、最後の数ヵ月はがくんと減っていますが、それ以前は安定して1300キロカロリー程度を摂取しています。施設の管理栄養士のもとで、バランスのよい食事をとっていることがわかります」

「ところが……」と言って、このグラフに、もうひとつ別の折れ線を重ね合わせる。

「②の線は、入居者の体重の変化をＢＭＩ（体格指数。体重と身長の関係から肥満度を表す）で示した線です。ご覧のとおり、体重の減少は、一定のカロリーをきちんと摂取していたときからすでに始まっていました。食べたものが体重の維持につながらないということは、生命を維持することが難しい状態が、徐々に生まれているということを示しているのではないかと考えています」


まさに〝食べたものが身にならない〟と言えるような不可逆的な現象。たったひとつのデータだが、ハリソン内科学に記されたあの哲学的な一節が、初めて可視化されたような気がした。実際、介護施設のケアスタッフや入居者の家族も、このデータを見たときの驚きはとても大きかったという。

「昨日に比べて食べる量が少ない」「最近、食欲がない」といった、目の前の状況に一喜一憂するよりも、このデータに照らし合わせてみれば、それが一過性である可能性がある

図表8　晩年の栄養量と体格指数（BMI）の関係

～栄養はとっているが体重は減る傾向にある～

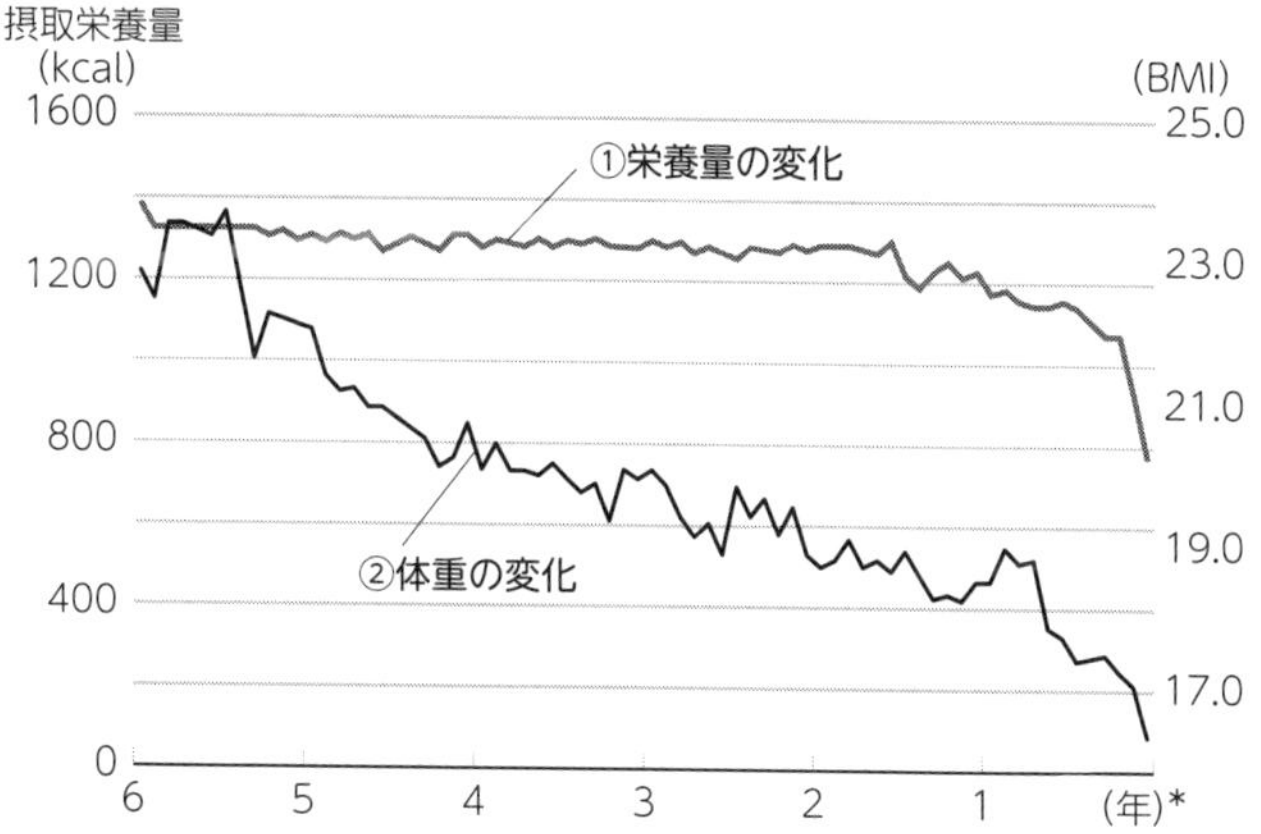

*亡くなるまでの年数

のか、それとも次第に回復が難しくなりつつあるのか、俯瞰できるようになってくる。

また、「食べないと死んでしまう」といって、無理にでも食べさせようとする入居者の家族も、このデータを見ることで、死期が近づいている現実を受け止められるようになったと、川上先生は話してくれた。

番組でこのデータが示す事実を伝えれば、より多くの人がこうした不安や葛藤から解放されるのではないか。取材のトンネルにようやく光が差し込んできた気がしたが、それと同時に、このデータの説得力を高めるために、さらに突破しなければならない壁が見えてきた。

「先生、ではなぜ〝食べても体重が減る〟ようになるのでしょうか。そのメカニズムがわかれば、もっと多くの人がこの現象についてより納得して理解できると思うのですが」

「おっしゃるとおりです。しかし、残念ながら体重減少の機序（仕組み）について言及することは、私の範疇《はんちゅう》を超えるものです。研究者の立場として憶測で話すことはできませんので……ここから先のことは、基礎研究などの専門家の方に委ねたいと思います」

終始冷静な語り口と同様に、専門外の分野への不用意な発言は控えるべきだという川上先生らしい一面だった。

だが、発言に慎重になった理由はそれだけではなかった。

「いまから20年ほど前でしょうか、終末期の高齢者に対して延命治療を行わず、自然な最期を迎えさせるという考え方や、そうした看取りを勧める施設の取り組みがメディアで大きく取り上げられたことがありました。しかし、一部の医師などから、そうした行為は〝みなし末期〟だという批判の声が高まったんです。末期状態で回復不能であるとみなすことで、延命の可能性を排除しているのだと。当時に比べて自然な最期に対する理解が進んできたとはいえ、いのちにかかわる判断と選択に変わりはありません。さまざまな考え方がある以上、専門家が言及する内容というのは、できる限り科学的根拠に基づいたものでなければならないと思うのです」

川上先生がなぜ長い年月をかけて丹念にデータを取り続けてきたのか。研究の根底にある信念に触れ、改めて身の引き締まる思いがした。

食べても体重が減るふたつの原因

川上先生の研究は取材班にも大きな力を与えた。プロデューサーの松本がドキュメンタリーパートでもこの研究に関連するものはないかと質問した。

松本「西山、芦花ホームでも、こうしたデータはとっているの？」

西山「カロリーベースの統計までは出してないと思いますけど、入所者の生活記録のなかに、食事量と体重の変化は細かく記載されているはずなんで、見せてもらえるかどうか相談してみます」

松本「データが起点となって、芦花ホームのドキュメントパートとサイエンスパートが有機的につながっていくことが番組の目指すべきところだから、こういう発見を大事にしながらやっていこう」

膠着状態が続いていた取材に推進力が出てきた。私は、新たな課題に応えるため、さらに取材を続けた。

次の大きな突破口となったのは、東京大学大学院の小川純人《すみと》准教授（老年病学）への取材だった。老衰死に関するアンケート調査の取材の際、日本老年医学会の大内理事長が、「基礎研究にも詳しい彼に、一度話を聞いてみるとよいでしょう。きっと力になってくれるはずです」と紹介されたことがきっかけだった。

大学の研究室を訪ねると、小川先生は今回の番組への期待感を隠すことなく、興奮気味に話し始めた。

「このテーマでよく番組を作ろうと思われましたね。多くの人にとって『死』はタブー視され、目を背けたいものですから、メディアも同じだと思っていました。でも、私たちの立場からすると、誰にでも確実に訪れる現実である以上、『死』を見つめることは非常に大きな意味があると思っています。今回の番組はきっと革新的な放送になるのではないでしょうか」

これまでの取材過程を考えると、冒頭からこれほど勇気づけられるとは思ってもいなかった。しかし、私が本当に驚かされたのは、そんな第一声の直後のことだった。

小川先生はパソコンに向かい、何やら印刷を始めた。プリンターから次から次へと用紙がはき出されてくる。手渡されたものを見ると、事前にメールで送った取材項目について、小川先生自身の見解や、関連記事などがびっしりとまとめ上げられていた。番組に対する期待の言葉は、単なるリップサービスではなかった。感謝の思いで一杯になった私は、ひとつひとつの解説を聞き漏らさないよう、小川先生の言葉に食らいつこうとした。

一定の栄養を摂取していても、体重が減っていく仕組みについて、小川先生が可能性として指摘したのは、主にふたつのポイントだった。

1．食べたものが体に有効に使われなくなる「栄養の損失」
2．栄養素を吸収する力が衰えていく「栄養吸収能の低下」

「栄養の損失」の原因のひとつと考えられるのが、老化とともに体が「慢性炎症」の状態に陥ることだという。これは、風邪を引いて発熱するときのような急性炎症とは異なり、本人の自覚もほとんどない低グレードの炎症が、慢性的に続くことを意味する。

炎症が起きると、体内では、それに対処するためのエネルギーを作り出そうと「異化《いか》」というスイッチが入る。異化とは、体内に取り込んだ物質（食物）を分解し、より単純な化合物に変えながらエネルギーを得る過程のことを言う。より単純な化合物から体の部品を作り出す「同化」とは逆の反応を指す。

たとえて言うなら、「同化」は、得たお金を貯蓄する行為であり、「異化」は、貯蓄を切り崩していく行為である。炎症によって、体内に蓄積された物質の分解がどんどん進んでいく現象は、「異化亢進」と呼ばれる。知らず知らずのうちに、食べた物や体内に蓄積された物質が、体を維持構成するためではなく、エネルギーを生み出すために使われていくことで、体重の減少につながるというのだ。たとえの続きで言うと、貯蓄が底をつくような現象、まるで〝栄養のムダ遣い〟とも言えるような状態だ。

ふたつ目のポイントとしてあげた「栄養吸収能の低下」。これは、老化にともなう細胞数の減少によって小腸が「萎縮」することなどで引き起こされる可能性があるという。栄養素を体内に取り込む「絨毛」の高さが低くなる、また、絨毛の下にある筋肉層の運動が低下するなどして、栄養を体内に取り込む力が衰えていくというのだ。

実際に、小川先生が見せてくれた動物実験の画像では、老化したマウスは、若いマウスに比べて絨毛が萎縮していることが確認できた。ただ、現状ではまだ、研究者のあいだでの合意形成には至っていないという。

「一部には、腸管はほかの臓器に比べると機能が長く保たれるため、老化は軽度であり、吸収能にはそれほど問題はないという説もあります。ヒトを対象にした研究で、それも何かの病気ではなく、老化による影響を調べるのは非常に難しいのが現実です。そうした高齢者の腸内がどうなっているのか、そういう視点で見ている研究者は比較的少なく、今後の新たな研究成果が期待されます」

この取材を機に、小川先生には番組が放送されるまでさまざまなアドバイスをいただいた。今回の番組を力強く支えてくれた研究者のひとりである。

摂取した食べ物が体内に吸収されにくくなるばかりか、せっかく取り込んだ栄養分が浪費されるような現象。それが実際に老衰が進んだ高齢者の体内で起きているとすれば、どのようなメカニズムで引き起こされるのだろうか。

「なぜ慢性炎症が起きるのか」そして、「細胞はなぜ減っていくのか」。次はこのふたつの謎を明らかにすることを目指した。

第6章

人が老い衰えていく秘密の解明

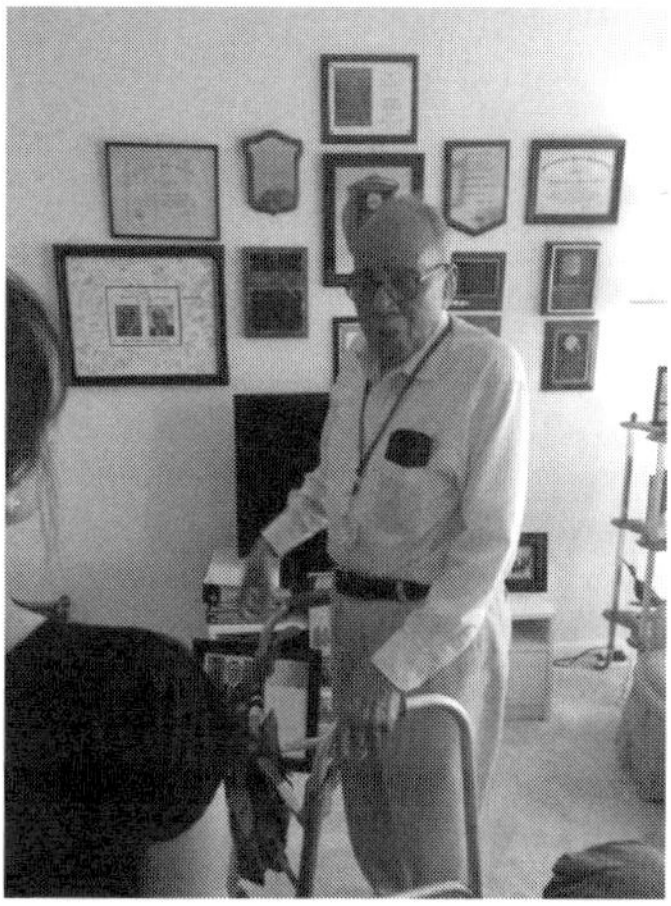

100歳のフランクさん。
機能テストの質問への返事にもユーモアを欠かさない

サイエンスパート

小笠原卓哉

「高齢による衰弱」予防を「病気治療」より重視

取材を始めて1ヵ月余り。このころになると、国内の研究者や海外のリサーチャーから、番組のテーマに関連する論文が次々に集まり始めていた。この時点ですでにファイル2冊分、机上に積み上げると30センチほどの高さになっていた。文系出身の私にとって、こうした医学論文を理解するのは至難の業だった。未知の単語にぶつかるたびに手が止まる。

「現場に飛び出し、人と会ってナンボ」という、それまでの取材手法とは真逆の作業だったが、このなかに課題を解き明かすヒントが隠されているかもしれないと思い、学生時代に戻ったような気持ちで論文の束と向き合った。

やはり、老衰死そのものをテーマにした研究は行われておらず、私たちの問いにピンポイントで答えてくれる論文は見あたらなかった。死期にさしかかっている高齢者を対象に研究を行うことは、倫理的な問題が大きいうえ、基本的に「いのちを延ばす」ことを使命とする医学の世界において、「なぜ死ぬのか」という不可逆性を研究しようという動機は生まれにくいように感じた。

それでも、何か少しでもヒントになる情報がないか読み進めていくと、あるタイトルの論文が目にとまった。

「The Biology of aging and frailty」。直訳すると「老化と虚弱の生物学」ということになるが、「frailty」という言葉は、近年の老年医学の世界で大きな注目を集めている概念だ。なぜ重視されているのか、ここでその経緯をまとめておきたい。

以前は高齢者が自立した生活を送ることができなくなる要因は、たとえば脳血管障害などの「病気」を中心に考えられてきた。ところが、平均寿命の延びとともに、特定の病気がなくても要介護状態に陥るケースが増え、「高齢による衰弱」が生活の自立度を損ねる最も大きな要因だと考えられるようになった。

こうした状況においては、「病気の予防と治療」という、従来の疾病対策中心の医療のあり方では、介護を必要とする高齢者の数を減らすことはできないと考えられるようになり、「高齢による衰弱」の予防が重視されるようになっていった。そこで、日本老年医学会ではfrailtyを「フレイル」と呼ぶことに決め、医療・介護の専門職や社会全体にこの概念を定着させる取り組みを続けている。

具体的にフレイルをどのように定義づけるかについては、研究者によって見解が分かれる面もあり、まだ合意形成されている状況ではない。しかし、「高齢による衰弱」という基本的な考え方自体は、老衰の概念と共通する。実際にフレイルを「死因」と位置づけて書かれたアメリカの論文もあり、フレイルによる死＝老衰死という考え方が成り立つと仮定すれば、フレイルをテーマにした研究は、重要な手がかりになるのではないかと感じていた。

その意味で、「The Biology of aging and frailty」というタイトルを目にしてから、この論文には、老衰死を生物学的にとらえ、そのメカニズムが記されているのではないかという期待が、私のなかでふくらんでいった。

加齢のストレスが細胞の老化を加速する

論文の著者は、アメリカのジョンズホプキンス大学のニール・フェダーコ教授。２０１１年に公表されたこの論文には、加齢にともなって体の内外からさまざまなストレス（酸化、ＤＮＡ損傷、紫外線など）を受けたとき、どのような変化が起きるのか、細胞レベルで分析した結果が記載されていた。

通常、ストレスを受けて傷ついた細胞は、「修復」を試みることで元の機能を取り戻そうとする。ところが、修復できないほどのダメージを受けた細胞には、次の３つの反応が起きるという（１４５ページ図表９）。

1. アポトーシス（細胞死）
2. セネッセンス（細胞老化）
3. 形質転換（がん化）

1．「アポトーシス（細胞死）」

非常に強いストレスを受けた細胞が、回復の見込みがないと判断したとき、自らを消滅させる行為のことをいう。

これは細胞の〝事故死〟と呼ばれるネクローシス（壊死）と区別され、あらかじめ細胞に組み込まれた調節下の死、という意味で〝プログラミング・デス〟、〝細胞の自然死〟などと表現される。ヒトの60兆個の細胞のうち、毎日1000億個を超える細胞がアポトーシスによって死滅し、新しい細胞と入れ替わっているという。

細胞がなぜ自ら死を選ぶのか？　とても不思議に思ったが、これは傷ついた細胞が体内に残留することで、細胞ががん化することを防ぐためだという。「自分の役割を果たせなくなったら、速やかに退く」、いまの人間社会に生きる私たちからすると何とも潔い行為に見えるが、こうしたプログラムが緻密に組み込まれていることで体の恒常性は何十年もの長きにわたって維持されている。

2．「セネッセンス（細胞老化）」

一定のストレスを受けた細胞が、細胞分裂を停止する行為のことを指す。

図表9　修復できないほどのダメージを受けた細胞の反応

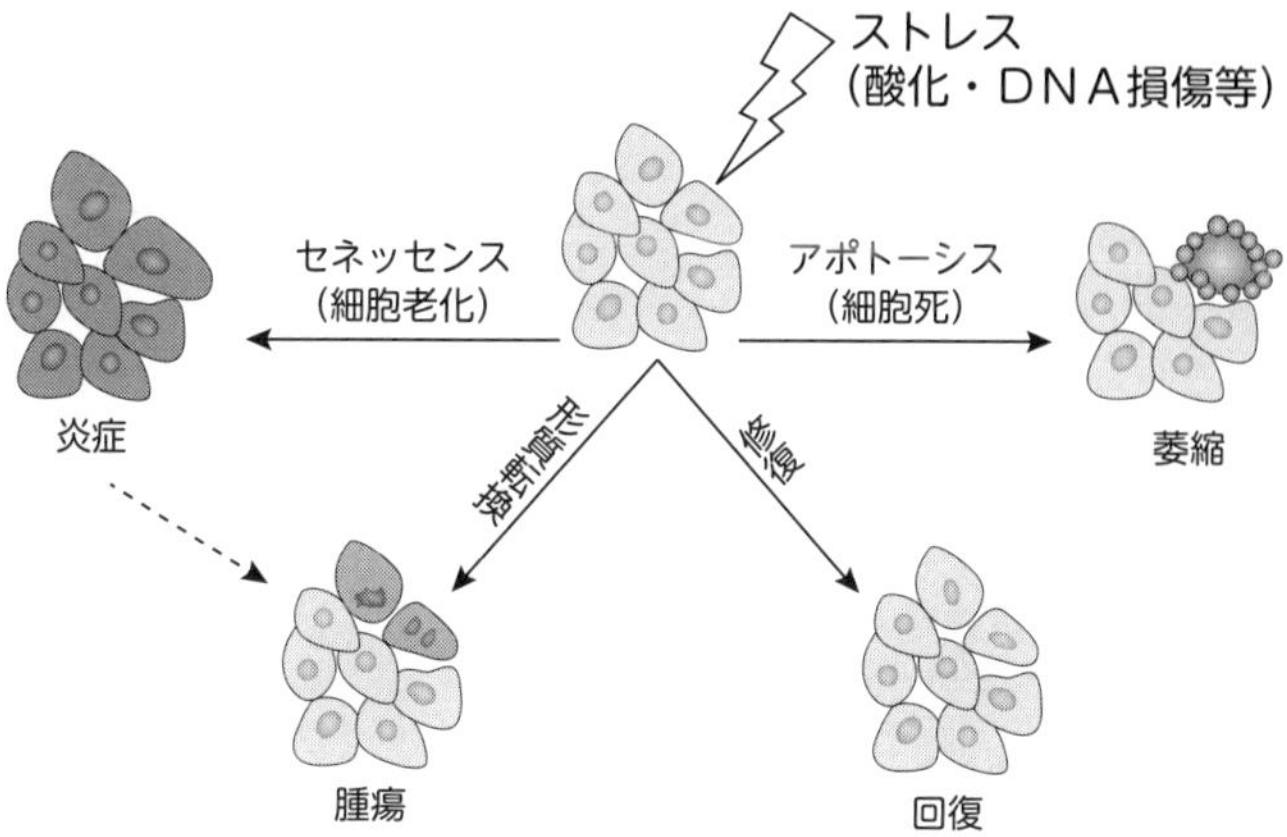

出典：フェダーコ博士の論文

死（アポトーシス）に追い込まれるほどのダメージではないが、若い細胞のように活発に細胞分裂をくり返す機能は失われることから、「細胞老化」とも呼ばれる。これもまた、健康を損なった細胞が分裂するのを止めることで、がん細胞の増殖を防ぐ狙いがあると考えられている。

がん化は防げても不必要な炎症は進む

どちらも、3の形質転換（がん化）に対する抑制など、恒常性の維持には欠かせない細胞の反応だが、これらにはリスクやデメリットがあることが、論文には示されていた。

たとえば、アポトーシス（細胞死）が過剰

に起きると、細胞の減少が進み、臓器の萎縮が引き起こされる。老化現象のひとつとして起きる筋力の低下、「サルコペニア」は、過剰なアポトーシスによって、骨格筋の細胞が減少することが可能性として指摘されている。また、認知症の原因のひとつである、「アルツハイマー病」も、脳細胞のアポトーシスが過剰に起きることが引き金になっていると考えられている。

セネッセンス（細胞老化）の場合、細胞が老化すると、厄介なことが起きる。老化細胞内に「炎症性サイトカイン」と呼ばれる免疫物質が大量に作られ、慢性炎症が引き起こされるというのだ。前述のとおり、東京大学大学院の小川先生が「栄養の損失」の原因としてあげた、低グレードでじわじわと続く炎症だ。

炎症というと、普通はケガをしたり風邪をひいたときに起きる、痛みや発熱を思い浮かべるだろう。しかし、この場合は、ウイルスなどの外敵がいないにもかかわらず免疫反応が生じる。いわば体にとって〝不必要な炎症〟が起きてしまうのだ。慢性炎症によってフレイルが加速することや、老化にともなって体内の炎症濃度が上昇することは、数多くの試験によって明らかにされている。

論文では、アポトーシスやセネッセンスという細胞レベルで起きている現象が、全身の臓器の萎縮や慢性炎症に関与している可能性が示唆されていた。「なぜ慢性炎症は起きるのか」「細胞はなぜ減っていくのか」、ふたつの謎に迫る手がかりが同時に見つかったような手応えがあった。

もし、このことが明確になれば、「食べても体重が減っていく」現象は、骨格筋など体を構成する臓器・器官の細胞減少による「やせ細り」と、腸管の萎縮にともなう「消化・吸収能力の低下」、そして、慢性炎症による「エネルギーの浪費」、この3つの点から説明できることになる。

東京有明医療大学の川上先生が臨床研究から指摘する、摂取カロリーと体重減少の関係を、フェダーコ教授の基礎研究で裏付けることができれば、サイエンスパートの柱ができるかもしれない。加えて、論文の公表から4年が経過するなかで、何か新たな事実が判明していれば、さらに情報を付加することができる。

フェダーコ教授へコンタクトをとると、幸運にもすぐに返信があった。「私たちの研究は、あなた方の番組をサポートすることができるでしょう」。力強いコメントとともに、インタビュー取材について快諾する旨が記されていた。

「食べない」状態に苦しむ家族への心のケア

２０１５年5月。私たちは2ヵ月余りの取材を経て、海外ロケに向かった。まず訪れたのは、アメリカのワシントン。官公庁のビルが立ち並ぶ中心地から車で30分ほど、海沿いのリゾート地にそびえ立つホテルが最初の目的地だった。まるでコンサート会場のような巨大なホール、豪華な絨毯が敷き詰められた廊下……圧倒的なスケールの大きさと高級感が漂うこのホテルが、アメリカ老年医学会（ＡＧＳ）の年次総会が4日間にわたって開かれる会場だった。

同学会は、終末期の高齢者に対して人工的に水分や栄養補給を行うことに消極的な立場をとっているが、それはどのような根拠に基づくものなのか、最新の研究と学会の見解を取材することが目的だった。

あまりに大きな会場に戸惑いながらも、なんとか受付にたどり着くと、広報のダンさんが出迎えてくれた。事前取材の段階から親切に対応してくれていたダンさんだが、その印象は対面しても変わらなかった。

私たちの取材テーマに合致しそうなセッションを事前にピックアップし、リストにして用意してくれていたのだ。海外取材では、あまりにビジネスライクな対応に悩まされることも少なくないが、その分、こうした心遣いに触れると、それだけで取材がうまくいきそうな気持ちになってしまう。

リストを頼りに会場をぐるぐる回っていくと、「ポスターセッション」が行われるフロアに着いた。

ここでは、会員が行った最新の研究がまとめられた大きなポスターが展示されるのだが、開場時間になると、会員が一斉に押し寄せてくる。掲載される研究は4日間で約800に上る。ポスターの前では、発表者と見学者が盛んに議論を交わし、その光景はさながらコンベンションセンターで行われる企業の商談会のようだ。

終末期における経管栄養に関するポスターを展示していた研究者の何人かにインタビューしたが、いずれも「終末期における経管栄養は適切ではない」という同学会の立場を支持する結果が、これまでの研究から明らかになっていると話していた。

最新の調査では、重度認知症患者で経管栄養を選択する割合は、10年前に比べて半減し、現在15％にまで減っているというデータも紹介されていた。

アメリカでは、自然な経過に沿った最期を迎えることに対してすでに合意形成が進んでいるという印象を受けた。にもかかわらず、なぜこうした研究が現在もなされているのだろうか。私たちは、同学会の倫理委員長である、ジョセフ・シェガさんに話を聞いた。

「ほとんどの場合、終末が近づくと口から食べ物をとらなくなっていきます。そのときに家族や医療従事者が悩むのは、『食べないことが死期を早めているのか？　それとも、食べたり飲んだりしなくなることは、死に至る過程の一部なのか？』ということです」

倫理的な問題をはらむテーマだからだろうか、海外メディアの取材とはいえ、シェガさんは何度も言い直し、慎重に言葉を選びながら質問に答えていった。

「そうしたときに、経管栄養を行う主な理由は、延命のため、床ずれを防ぐため、栄養状態を改善するため、誤嚥性肺炎を防ぐため、などです。ところが、これまでの論文では、その有効性は裏付けられていません。それどころか、最近の研究では、経管栄養をすることが、場合によっては有害である可能性が示唆されているのです。具体的には、患者がチューブを外さないように、身体的拘束や、抗精神病薬などの化学的拘束を行わなければならないということです。さらに、チューブが外れてしまったりするなどのトラブルによって、救急搬送されるリスクがはるかに高いこともわかってきました。床ずれも治るどころか、新たにできやすくなることが確認されています。そして何よりも、経管栄養を行うか否かにかかわらず、余命の長さは変わらないという結果が、複数の追跡調査によって確認されたのです」

こうした研究結果を受けて、いま終末期ケアのあり方として推奨されているのが、「スロー・ハンド・フーディング」という方法だという。その名のとおり、介助者がゆっくり少しずつ、食べ物を口に含ませてあげることで、患者本人の心地よさは保たれ、ケアをする家族にとっても心が和らぐ効果があるのだという。

今回の番組をご覧になった視聴者の多くが、印象に残ったシーンのひとつとしてあげられたのが、芦花ホームに入居していた井川榮子さん（当時92歳）が、大好きなバニラアイスを口に含む場面だった。

この後の第7章でそのときの様子を詳しく述べるが、食べ物を受け付けなくなった榮子さんに何かしてあげられることはないかと思い悩むご家族に、施設スタッフが提案したのが、アイスクリームをあげることだった。アイスクリームを目にしたときの榮子さんの表情、スプーンで介助する息子の茂樹さんの笑顔、そして、榮子さんが自ら口を動かしてアイスクリームを口に含んだときの、家族や施設スタッフの喜びに満ちあふれたあの様子を見れば、「スロー・ハンド・フーディング」が果たす役割がいかに大きいか、感じてもらうことができたのではないだろうか。

その意義について、シェガさんはこう答える。

「ケアをする家族は、愛する人が食べたり飲んだりすることができなくなれば、空腹感やのどの渇きに苦しみ、衰弱するのではないかと心配します。そのときに自分たちが単に放置してしまっていると感じることに、多くの人が苦しんでいます。そうした葛藤を解きほぐすために、スロー・ハンド・フーディングなどのケアを取り入れて自然な看取りを行うことは、本人の負担を軽減するだけでなく、家族にも安心感を与えます。そうした看取りが安らかな最期を迎えることにつながるのだということを、私たちは伝えていかなくてはならないのです」

日本と比べて、欧米諸国が終末期における経管栄養の実施率が低いのは、さまざまな研究に基づくエビデンスがあるのと同時に、「家族といえど、本人が望まないことはしない」という個人主義的な価値観や、「生存期間が延びないなら実施するメリットはない」という合理主義的な考え方が背景にあるのではないかと想像していた。しかし、実際には多くの人が、日本人と同じような不安や悩みを抱えていることがうかがえた。

吸収能力が衰える臓器の萎縮を発見

ワシントンでの取材を終えて次に向かったのは、車で1時間ほど北上したところにある東海岸の都市・ボルティモア、ニール・フェダーコ教授が在籍する、世界屈指の名門医学部がある、ジョンズホプキンス大学だ。

フェダーコ教授の研究室には、ふたつの実験室があり、私たちが訪ねたときもスタッフの女性が熱心に実験を行っていた（アメリカ国内にいるさまざまな人種の血液を採取し、それぞれの老化の進み具合を見極める研究だという）。

「よく来てくれました。今日は『老化が進むと人はなぜ死に至るのか』、そのメカニズムについてでしたね。まるで18世紀にまでさかのぼるような〝永遠の問い〟ですが、できる限りお答えしましょう」

穏やかな語り口のフェダーコ教授は、取材スタッフとの顔合わせを済ませると、別の実験室へと案内してくれた。顕微鏡を使って次々に見せてくれたのは、高齢者の各臓器の細胞だ。よく見ると、びっしりと敷き詰められた細胞の周辺に、ところどころ隙間のような空間がある。

「これは細胞死によって細胞が消滅していることを示しています。加齢にともなってこのように細胞の数が減っていくと、それまでと同じ面積をカバーすることができなくなります。これが、『臓器の萎縮』と呼ばれる現象です」

それを象徴する画像がある、と言って見せてくれたのは、小腸の絨毛のスライドだった。交通事故で死亡した、78歳の女性のものだという。こちらもやはり、細胞が無くなった箇所が複数確認できた。

「小腸で萎縮が起きると、絨毛の高さが低くなるなど、栄養素を体内に吸収するために必要な表面積が小さくなり、吸収する能力が低下するのです」

小腸では、蠕動《ぜんどう》と呼ばれるミミズが体をくねらせるような動きなどをしながら、食べた物を大腸へと運ぶなかで、栄養素を消化・吸収していく。絨毛による無数の凹凸を広げていくと、小腸の表面積はテニスコートの1面分にもなるという。老化にともなって、絨毛が萎縮し、腸を動かす筋肉が衰えると、栄養素をうまく体内に取り込むことができなくなる、とフェダーコ教授は説明した。小川先生も「栄養吸収能の低下」を指摘していたが、それと一致する見解だった。

〝食べた物が身にならない〟とも言えるような、謎の体重減少。それがなぜ起きるのか、小腸の萎縮からも説明できる可能性が示されたのだった。

この小腸をさらに調べると、炎症が広がっていることもわかったという。既往歴調査と病理解剖の結果、女性には、がんや糖尿病、心肺疾患など、炎症をともなう病気がなかったことから、フェダーコ教授は、老化にともなう慢性炎症であると判断した。

脳が炎症で食欲を抑えられてしまう

近年の研究では、老化細胞内で炎症性サイトカインなどの免疫物質が多量に作られ、外に分泌されると、周辺の細胞も次々に細胞分裂を停止し、細胞老化が促進されることが確認されている。細胞の老化が慢性炎症を引き起こし、慢性炎症がさらなる細胞老化を促していくこの現象は、「ＳＡＳＰ（サスプ）」と呼ばれ、老化のメカニズムを解明する重要なカギを握るとして、大きな注目が集まっている。

こうした慢性炎症の状態が続くことは、食べ物を消化吸収する力を衰えさせるだけでなく、食欲そのものも失わせると、フェダーコ教授は言う。

「簡単な例をあげましょう。風邪を引くと食欲が無くなりますよね。あれは、炎症性サイトカインが増えると、脳のなかで食欲が抑制されるからなんです。人が死に近づいたときも同じような状況と言えます。ですから、人は飢えて死のうとしているわけではありません。そもそも空腹ではないのです。食べないせいで死ぬのではなく、さまざまな臓器が機能する力を失ったから死ぬのです。それは、ほとんどすべての人に起きる自然な道筋です」

この話を聞いたとき、私は自分の幼少時代を思い出した。よく高熱を出して寝込んでいた私は、両親から「ちゃんと食べないと風邪は治らない」と、食欲がないにもかかわらず食べ物は残さず食べるよう強く言われていた。まったく食欲がないときに食べなければならない、あの辛さがよみがえってきた。

さらに、老衰が進んだ高齢者の場合、認知機能の低下によって、目の前にあるものが「食べ物」であるという認識も衰え、食欲を示さなくなる、という要因もあるそうだ。

電源がひとつずつ切れていくようなもの

ほかにも、老化にともなって進む慢性炎症は、芦花ホームの看取りの取材から見えてきた、老衰死のさまざまな共通項にも関係している、とフェダーコ教授は指摘する。

たとえば、余命が数日となるあたりから顕著に見られるようになる第2章で触れた「傾眠状態」（1日の大半を寝てすごし、一時的に覚醒しても、家族が呼びかけないとすぐにうとうとしてしまうような状態）。これは、「意識」を保つことに関係しているとされる脳の領域の細胞が、炎症によって正常な機能を保てなくなることが、主な原因のひとつとして考えられている。

そして、死が近づいたときに起きる「呼吸の仕方の変化」。これも、第2章でもお伝えしたとおり、通常の呼吸から、「努力呼吸」（肩で大きく息を吸い込むような動き）になり、その後、「下顎呼吸」（下顎を突き出すような呼吸の仕方）へと変わっていく。こうした変化が起きるのは、呼吸を司る筋肉である「呼吸筋」が、炎症などによって機能低下し、肺をうまく動かすことができなくなることが関係していると指摘されている。

このようにして、慢性炎症によって機能低下した臓器は、ほかの臓器にも影響を及ぼす全身的な機能低下につながっていく。「それはまるで、家のなかにある電源をひとつずつ切っていくようだ」とフェダーコ教授は表現する。

老化にともなう炎症、それがさらなる老化へとつながり、徐々に生命の維持を困難にしていく現象は、老年医学の世界では「Inflammation（炎症）」と「Aging（老化）」を組み合わせた「Inflammaging（インフラメイジング）」という造語で表現されることもあり、老いによる死の謎を解くうえで重要なテーマとなっている。

では、「人はなぜ老い衰えて亡くなるのか？」という問いを突き詰めていくと、最後に行き着く答えは、ひとつひとつの「細胞の老化」、そして「細胞の死」、ということなのだろうか？

質問を聞いたフェダーコ教授の第一声は、「Good question」だった。

文字どおり〃よい質問です〃、という意味だと思って聞いていたが、そうではないと、後で通訳を務めたコーディネーターが教えてくれた。

「あれは、〃その問いには答えがない〃ということを意味しているのです。別に質問を褒めているわけではないので誤解しないように気をつけてくださいね」

フェダーコ教授は続けてこう言った。

「人が亡くなったということは、心臓が止まったことや、脳の活動が停止したことなどから確実に判断できます。では、何が実際に死をもたらしたのか、その原因はどうでしょうか。心臓病や脳卒中といった死因で片付けることもできるでしょうが、本当の理由はわからないこともしばしばです。細胞老化、慢性炎症、細胞死……、細胞レベルで起きるあらゆる変化が、人の『個体としての死』に、どのようにかかわっているかについては、私たちはまだ、道筋を求めて点と点をつないでいるところなのです」

医学の世界に何十年と身を置き、トップレベルの研究を続けてきた専門家でさえ、明確な答えを持ち合わせていない。「人はなぜ老い衰えて死に至るのか」という問いは、実は究極の謎であることが、この取材を通して、何人もの研究者から「Good question」と返答されるたびに思い知らされるのであった。

老衰死の全体像をとらえた大規模調査

ここまでは、死に向かう体のなかで何が起きているのか、細胞レベルの変化まで見ていくことで、老衰死を〝虫の目〟でとらえようとする取材過程についてお伝えしてきた。一方、「老衰死とは一体何なのか」という問いに〝鳥の目〟でアプローチし、その全体像をとらえる試みについても、アメリカでの取材から手がかりが見えてきた。

終末期医療について研究している、ジョアン・リン博士（アルタラム研究所）らは、アメリカ国内に住む65歳以上の高齢者４０００人あまりを対象に、大規模な調査を実施した。

調査の内容は、①歩行、②入浴、③身だしなみ、④着替え、⑤食事、⑥ベッドから椅子

図表10 **死因別に異なる身体機能の低下の様子**

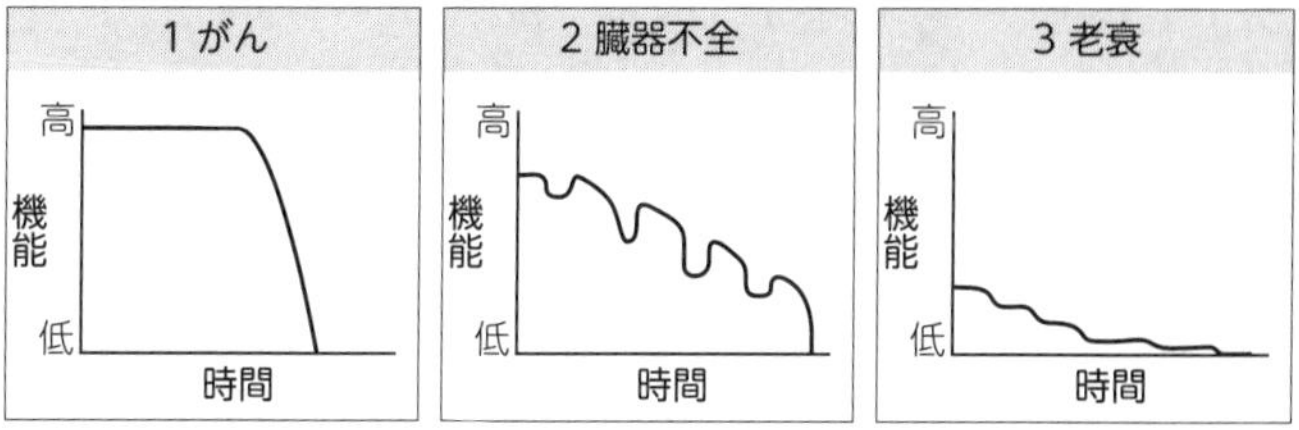

出典：アルタラム研究所

への移動、⑦トイレの使用、という7項目の日常生活動作（ADL）を、自分でどの程度行うことができるかについてである。

併せて、病気やケガなどの健康状態の確認や、認知機能テストを行い、身体機能のレベルがどのように変化していくのか、死亡時点まで追跡調査した。その結果、死に至る過程は、大きく3つのパターンに分類されることがわかった（上の図表10）。

1．比較的長いあいだ機能が保たれ、最後の2ヵ月ほどで急速に機能低下するタイプ→「がん」が代表的なケース

2．病状の悪化をくり返しながら、徐々に機能低下し、最後は比較的急な経過をたどるタイプ

↓心・肺不全など臓器疾患の末期に見られる

3．機能が低下した状態が長く続き、ゆっくりと少しずつ死に近づいていくタイプ

↓これが、老衰の特徴だという

このグラフを目にしたとき、老衰死とは何なのか、ほかの死と何が違うのか、初めて可視化された気がした。実際に日本でも、このグラフが引用されている論文や書籍がいくつもあり、老年医学界全体で見ても貴重な研究であることがうかがえた。リン博士に問い合わせると、現在も調査を継続しているというので、今回のアメリカロケのタイミングに合わせて訪問することにした。

機能テストを受ける100歳のフランクさん

まず訪ねたのは、リン博士の研究対象となっているワシントンの市街地にある老人ホーム。約1000人が入所している大きな施設で、10階建ての建物は、生活自立度に応じてフロアが分かれていた。ここで、かかりつけの医師が月に1度、入居者を往診して機能テ

ストを行うのだが、この日、調査することになっていたのは、なんと１００歳になる男性だった。

　部屋を訪ねると、男性はソファからすっと立ち上がり、私たちのところまで歩み寄って挨拶してくれた（第６章扉の写真）。

「初めまして、フランク・ブラクストンです」

「きょうは撮影にご協力いただき、ありがとうございます。１００歳とうかがいましたが、とてもお若く見えるので、びっくりしました。いまは何をしてすごされていたんですか？」

「新聞を読んでいました。この時間はいつもそう。まだ、小さな字を読むのも問題ないからね」

「新聞を読むのが日課なんですね。ここではおひとりで生活されているんですか？」

「はい、そうです。近くに孫が住んでいますが、身の回りのことは自分でできます。いまは転倒防止のために歩行器を使っていますが、自力でも歩けますよ」

　そういって、室内を歩きながら案内してくれた。

老人ホームといっても、療養型のベッドが置いてあるわけではなく、ごく普通の単身者用マンションといった環境だ。キッチンにリビング、隣に寝室という1LDKで、隅々まで掃除が行き届き、清潔感にあふれていた。部屋には、第二次世界大戦中、陸軍に所属していたときの写真や、オバマ大統領の写真付きの手紙が飾られていた。

「100歳になると大統領から手紙が送られてくるのです。ちょっと読んでみましょう。『親愛なるフランク、100歳のお誕生日おめでとうございます。ご家族やご友人の愛と笑いに包まれたお誕生日をすごされることを祈っています……』。これは値千金の価値がありますなんといっても大統領からの手紙なんですから、本当にありがたいことです」

耳は少し遠いが、私たちや医師との会話は非常にスムーズだ。医師が「ご自分の歯は、いま何本ありますか?」と入れ歯の有無について尋ねると、「すべて〝自分の歯〟だよ。だって私がお金を出して買ってきたんだから!」と、冗談を交えながら場を和ませるトークも冴《さ》えていた。

肌つやもよく、見た目にも100歳という年齢をまったく感じさせないブラクストンさんだが、医師による検査が始まると、いくつかの項目で、衰えが進んでいる傾向が見えてきた。そのときのやりとりを書き起こしたものから、印象に残った部分を抜粋する。

【食べる機能】

「まず、このバナナを食べてみてください。はい、結構です。では続いて、ペットボトルの水を飲んでください。うまく飲み込むことはできますか？」

「ああ、問題ないよ」

「食事の量と回数に変化はありますか？」

「朝と晩はいつもと同じように食べているけど、昼はスープだけで済ませたり、食べない日も増えてきたね。食べる量も以前に比べると減ってきている」

（※その後、詳しい食事量の確認）

【健康面・身体機能】

「体の不調を感じることはありますか？」

「夜になるとどういうわけか頭痛が起きるんだよ」

「何か思い当たる理由はありますか？」

「ミュージシャンの友人の演奏を聴きに外出したとき、転んでしまったんだよ、そのせいかな」

「そうですか……夜はよく眠れますか？」

「3～4回は目が覚めるね」

【認知機能】

「私がこれから言う言葉を3つ覚えてもらいます。いいですか？『リンゴ』『1セント』『腕時計』。では、くり返してみてください」

「リンゴ、1セント、腕時計」

「次に、こちらのノートに、時計の文字盤を描いて『10時10分』を表してください」

「うーんと……、こうかな」

（※描き表したのは『10時50分』）

「では、数分前に、私が言った3つの言葉、覚えていますか？」

「リンゴ……思い出せません、あとのふたつは忘れました」

「そうですか、もう少し考えてみますか」

「リンゴ、腕時計、ペン」

「よく思い出せましたね。最後のひとつは、１セントです」

「そうそう、ペンでなくて１セントだった（笑）」


医師によると、ブラクストンさんについては、歩行の安定性や認知機能が徐々に低下してきているという評価だった。大きな病気もなく、自立した生活を送っているように見えるが、それでも機能曲線は、少しずつ下限に近づいていく。それが、結果として１６１ページのような老衰のグラフになっていくのだろう。

アメリカではがんなどの病死は12～15%に減少

研究を主導してきたリン博士は、寿命の延びや医療の進歩にともなって、今後こうした経過をたどる人がさらに増えていくと見ている。

「わが国では、1970年代ごろまでは、元気でいた人が（がんなどの）病気で死亡する、という認識があり、医師は末期になると余命を告げることができました。いまでは、病気があっても医療によって救われる機会も増えたため、そういう経過で死亡する人は少なくなり、全体の12〜15％ほどしかいません。多くの人が老衰の経過をたどるようになっているのです。老衰死とは、〝無数の傷による死〟です。ここが少し悪くなり、あそこが少し悪くなり、余力が乏しくなっていきます。こうしたケースでは、亡くなるタイミングは不確実で、亡くなる1週間前、あるいは1日前までわからないことがあります。徐々に進行し、ゆっくりと衰えていくのです」

そのうえで、現在の医療界が抱える課題について、こう指摘した。

「医師たちは、一般的に、簡単にカテゴリーに分けられるものを研究しようとします。ひとつの病気、ひとつの病原菌、といったように。ですが、老衰の経過をたどる人々は、いくつもの問題を同時に抱えています。それにもかかわらず、こうした人たちの研究はあまり積極的に行われてきませんでした。病気を治すことやいのちを長らえさせることを重視し、複雑な事象に目を向ける動機を持たなかったからです。老衰で亡くなる人が増えているいま、人生最期の時期の質をどう高めていくのか、どう人生を終えていくのか、この問題にしっかりと焦点を当て、これについて語る方法を学ばなくてはなりません」

一般企業のみならず、医科学研究の世界でも、限られた時間と投資で最大の成果を上げることが求められる時代。老化・終末期をテーマにした研究を行うことは、長い年月を要するうえに、必ずしも明確な成果が出るわけではないという不確実性をともなうため、実現させるのにも多くの困難がつきまとう。そうしたなかで、息の長い研究を続けている専門家たちと、こうした研究に意義を見いだし、受容しているアメリカ社会の、懐の深さを感じる取材となった。

第7章

老衰死を
選んだ家族の
悩みとは何か

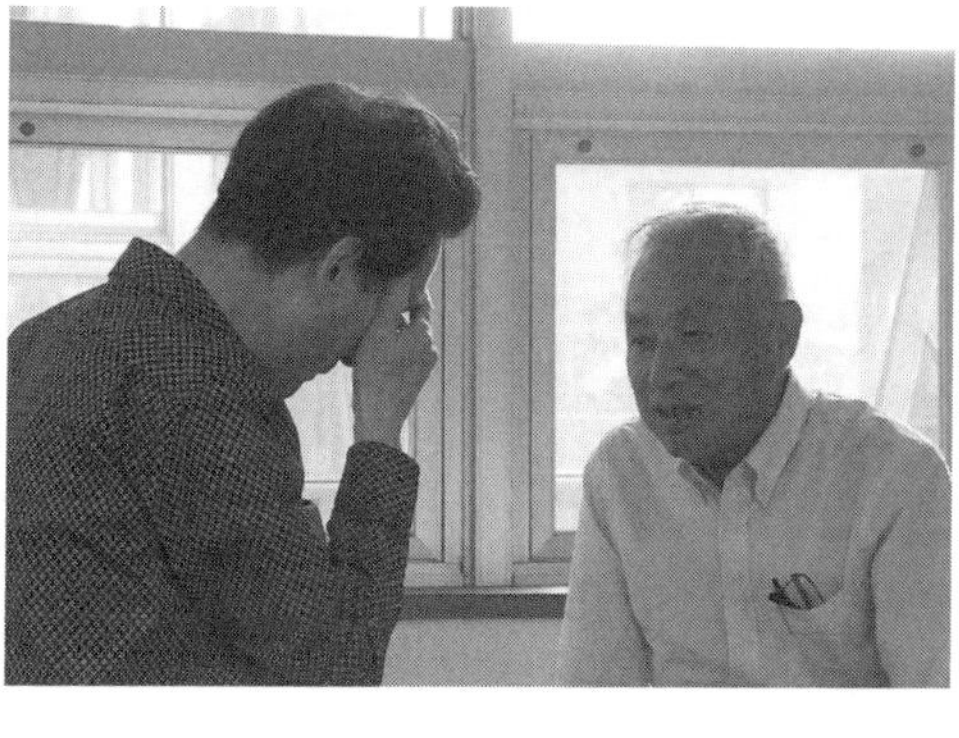

安らかであっても、自然に衰えていく親の姿に接し、
家族は、覚悟を決めなければならない場面があります

ドキュメントパート

西山 穂

最期は苦しくないのかと不安を抱える家族

4月下旬。芦花ホームでの取材を始めて3ヵ月が過ぎようとしていた。

老衰として亡くなる方の最期が穏やかであるとは聞いていても、看取る家族の不安は大きい。なかでも多くの人が抱えるのが〝最期は苦しくないのか〟という不安だ。

私はここで実際に、その悩みと向き合う、とあるご家族の取材を始めていた。

食べることが難しくなり、自然なかたちで看取られることになった井川榮子さん（92歳）。そのご家族に取材の許可をいただくことができた。

取材が始まったとき、榮子さんはほとんど何も食べることはできず、1日の大半を眠っているような状態だった。

息子の茂樹さん（65歳）がいちばん心配されていたのが、話すことができなくなった母親が苦痛を抱えているのではないかということだった。食べることも水分をとることもできなくなったとき、お腹がすいて辛いのではないか。のどがカラカラに渇いて苦しいのではないかというのだ。

「やっぱりひとつは辛いのではないかと。苦しみが長く続くのかなと、最期のときにすごく苦しむのではないかと、そういうことがわからないので不安ですね。本人はもう話すことができませんから、もしかすると、どこかが痛いなと思っているかもしれない。そんなことをグルグル考えてしまうんです」

老いによって体が食べ物を受けつけなくなったり、炎症作用によって食欲を覚えなくなるメカニズムについては、第6章ですでに述べたが、そうした情報はまだ一部のものである。身内を前にして、本人がどのように感じているのか。もしかすると、本当は食べたいのではないか？　実は話ができないだけで、苦しいのではないか？　と周りが心配する気持ちは当然だ。

人生の最期を迎えるとき、たとえば認知症などが進み意思の疎通が困難になるケースが多く、本人がどう感じているか周りの人が確かめるのは非常に難しい。そのとき、家族は心配するあまり、人工的に水分や栄養を入れる点滴や胃瘻などの選択が頭をよぎることも十分に理解ができる。もともと、本人が延命医療を望んでいなかったとしても、その状況に立たされたときに周りの家族が延命医療を選択するケースは少なくない。

不安を抱える家族に対して、何度も話し合いながら本人にとっても家族にとってもいちばんよかったと思える看取りを勧めるのが、芦花ホームの目指すことのひとつだ。やりとりを重ねるプロセスそのものが、家族にとって看取りの時間を穏やかにすごすことにつながると施設では考えているという。井川榮子さんの場合も家族と施設との対話は何度もくり返し行われた。

茂樹さん「ずっと一緒に暮らしてきた母親がやっぱり最期に食べられなくなる、飲み込めなくなる。こうした現実を受け止めることは簡単ではありません。もう少しがんばったら、食べられるんじゃないかな？　とどうしても思ってしまうんですね。一方で、石飛先生や看護師のみなさんからするともう限界がきていると……。では、そのことを仮に受け入れたとき、いまはよく眠っているし穏やかな状態でいいと思うのですが、もしこれからだんだん息が苦しそうになってくるのを見るとちょっと、どうなるのかわかりません。まだ、きちんと覚悟ができていないのです。また、相談させてください……」
石飛さん「最期までそれはいろいろ迷われていいと思いますよ。それは、ご家族にとって当然のことです。でも、仮に、いま、点滴をしたり、栄養をチューブで入れても、結局はそれを体が受け入れることができなくなるのはこれまでの経験からわかっています。ご家族にとっては辛い選択かもしれませんが、一緒に乗り越えていきませんか。スタッフみんなでお母さんを、そして、ご家族の方を支えるのがこの施設の役目だと思いますので」

家族に訪れる心境の変化とは

家族に残されたわずかな時間。施設との相談の結果、息子の茂樹さんはこの日から、榮子さんの部屋に泊まり込んで最期の日々を一緒にすごすことになった。私たち取材クルーも茂樹さんの許可をいただき、榮子さんの部屋のすぐ近くの談話コーナーで待機を続けながら、井川さんご家族がどんな時間をすごすのか記録させてもらうことにした。

話し合いが行われたその日の夕方、榮子さんの個室には、折りたたみの簡易ベッドが運び込まれた。息子の茂樹さんが一緒に寝泊まりするためのものだ。さらに、ソファもふたつ用意され、茂樹さんの妻のゆかりさんや、茂樹さんの妹の貴代子さんがともにすごすことになった。榮子さんの好きだった音楽をかけたり、昔の写真を見たり、ときに話しかけたりしながら、穏やかな時間をすごしていた。榮子さんは茂樹さんの呼びかけに軽くうなずくことができるほどの反応だった。

部屋を訪ねた私たちに、茂樹さんは幼いころの写真を見せてくれた。それは、茂樹さんが3歳で幼稚園に入園したころのもので、榮子さんと2ショットの写真だった。

「優しい母親でしたね。あまり怒られた記憶というのが実はないんですよね。いつも家族のことをいちばんに考えて、昔の女性というか、あまり小言や文句を言わない人でしたね。いろいろなところに連れていってもらって、そういう何気ないたわいもないことをあれこれ思い出しますね」

榮子さんを取り囲むかたちで、家族がともにすごす様子は驚くほど優しく穏やかな時間に感じられた。一方で、茂樹さんの不安はすぐには消えるものではなかった。

「変な言い方ですけど、確かに母がいま、苦しそうではないし、平穏な状態だと言われればそうだと思うんですね。でも、だからといってもう、ほとんど何も食べず数日がたっているわけで、本当に大丈夫なのかなと。いまは、母のこういう静かな状態にすがっているというか。本人は苦しくはないんだとそう思い込もうとしているんです」

元気になってほしいという願いしかなかった

榮子さんの介護が必要になったのは、8年ほど前、榮子さんが80代半ばにさしかかったころだったという。サラリーマンだった茂樹さんは会社勤めをしながら、自宅で介護を続けてきた。茂樹さんの妻、ゆかりさんや、妹の貴代子さんも一緒になって、デイサービスの見送りや出迎え、日々の介護を家族みんなが献身的に続けてきた。

それでも1年ほど前からは、食事を残すことが多くなったという。そんなとき食べないと元気がでないと考え、ときに、強い口調で食事を勧めることもあったという。さらに猛暑が続いた夏には、食べられなくなり、水分もあまりとらず脱水症状を心配して主治医のところで何度も点滴を行ったそうだ。

それは、少しでも長く生きてほしいという家族の思いと、榮子さん本人もそうすることを望んでいたと茂樹さんは考えてきた。しかし、なかなか回復は見込めず、榮子さんは次第に治療の負担を訴えるようになったと茂樹さんは教えてくれた。

「随分、病院に連れていって、点滴をしてもらっていました。私は母が元気になってよかったねと話していたんです。しかし、実は点滴はすごく嫌がっていたことを後から妻に聞いたんですね。たぶん、本人は点滴が辛かったんでしょうね。私には母は、直接は言いませんでした。だからそんな気持ちでいたことも知りませんでした。後になって私は妻から聞いたのです」

周りが努力してとことん支えることが、榮子さんにとってはいいことなのだと茂樹さんは思い続けていたという。大切な人であるからこそ、元気になってほしい。いつまでも近くにいてほしいと願うものだ。しかし、それでも訪れる最期のときをどう迎えるのか。茂樹さんは、家族と話し合い、苦しませることなく榮子さんに最期を迎えさせてあげたいと思うようになったのだ。

不安を抱えたまま施設に泊まり込むようになった茂樹さんが毎朝、欠かさずにしていることがあった。孫の真一さんの写真を見せながら、榮子さんに話しかけることだ。孫の成長を見ることが何よりの楽しみだったという榮子さんに、真一さんの写真を見せると表情が明るくなるというのだ。

「この写真わかる？　これは真一だよ。元気出してね」

真一さんはこのとき、海外に留学していて、すでに2年ほど顔を見せることができなかった。

泊まり込んで二日目の夜、茂樹さんは静かに榮子さんの手をさすっていた。手の温かさが少しでも続くことを茂樹さんは願っているようだった。榮子さんは静かに目を閉じて眠り続けていた。

「穏やかな苦しむことのない最期をすごしてほしいという願いだけなんですね。そのために、家族に何ができるかというと、いまはほとんど何もしてあげられないですね。何もしないことが本人にとっていちばんだと石飛先生はおっしゃるのですが、これまで私自身が一生懸命何かをすることしかしてきませんでしたので、〝何もしないで最期を迎える〟〝待っている〟というのは、非常に辛いことだなと思ってしまうんです。何かできることがあるのではないか。本当に何もしなくてもいいのか。迷いますね。いまは、ここに私がいても何かの役に立つわけではないのですが、一緒にいられる時間がもうそんなにないのでできる限り一緒にいたいと思います」

大好きなアイスクリームを口に含ませるという妙案

老衰と向き合う家族が抱える不安や葛藤。しかし、最期のときを一緒にすごすなかで、家族は〝死〟を少しずつ受け入れていくようになるのではないか、と私は感じるようになった。

茂樹さんが泊まり込むようになって、3日。この日、母親を見守る茂樹さんに施設の看護主任の田中さんがある提案を行った。榮子さんにアイスクリームを食べさせてあげないかという思わぬ提案だった。

田中さん「榮子さんが元気だったころ、アイスクリームが好きとうかがったので、アイスクリームの香りや感覚を楽しんでもらえないかと思って。いかがでしょうか？」

茂樹さん「アイスクリームですか？　しかし、もう母は、食べることも、飲み込むこともできないと思うのですが、どうするのですか？」
田中さん「飲み込むことはできませんが、口の中の甘みとか冷たさとかを感じてもらえると思うんです。なんて言うのでしょうか……。食べた気持ちにはなれるかもしれないので試してみませんか？」
茂樹さん「それはいいアイディアですね。ぜひ、お願いします」

さっそく、榮子さんが好きだったバニラアイスが用意された。茂樹さんは小さなスプーンに少しだけアイスクリームを乗せて榮子さんの唇と舌の先に運んだ。

「甘い？　冷たい？　反応、少しだけありますね」

榮子さんの目が少し開いて、茂樹さんの様子をじっと見つめているようだった。

不安を抱えて、辛そうな表情が続いていた井川さん家族に少しだけ笑顔が戻った瞬間だった。石飛さんをはじめ、提案した田中さん、身の回りの世話をする介護士、みんながその様子を見て、ほっとした表情をしているのがとても印象的だった。

看取られる本人へのケアを通して、家族の気持ちも少しずつ変わっていくのかもしれないと私は感じた。老衰がもたらす最期の時間がゆるやかに続いていくことを願った。

その日の夜、大きな出来事があった。海外に留学中だった孫の真一さんが急遽帰国し、榮子さんのもとに駆けつけたのだ。真一さんと榮子さんは実に2年ぶりの再会となった。

真一さんは榮子さんの手をとって優しく語りかけた。

「元気にしていた？　大丈夫？　随分時間をあけてしまってごめんね。ゆっくり休んでね」

榮子さんが小さくうなずいたようにも見えた。

茂樹さん、妻のゆかりさん、孫の真一さん。そして、茂樹さんの妹、貴代子さん。家族は、榮子さんを囲んでほとんどの時間を一緒にすごしていた。榮子さんが好きだった近所の和菓子屋さんの話。家族みんなで行った旅行の思い出。真一さんの留学先での近況……。部屋からは榮子さんの小さな寝息と家族の楽しげな話し声がこぼれていた。そこには家族の確かな時間が流れていた。

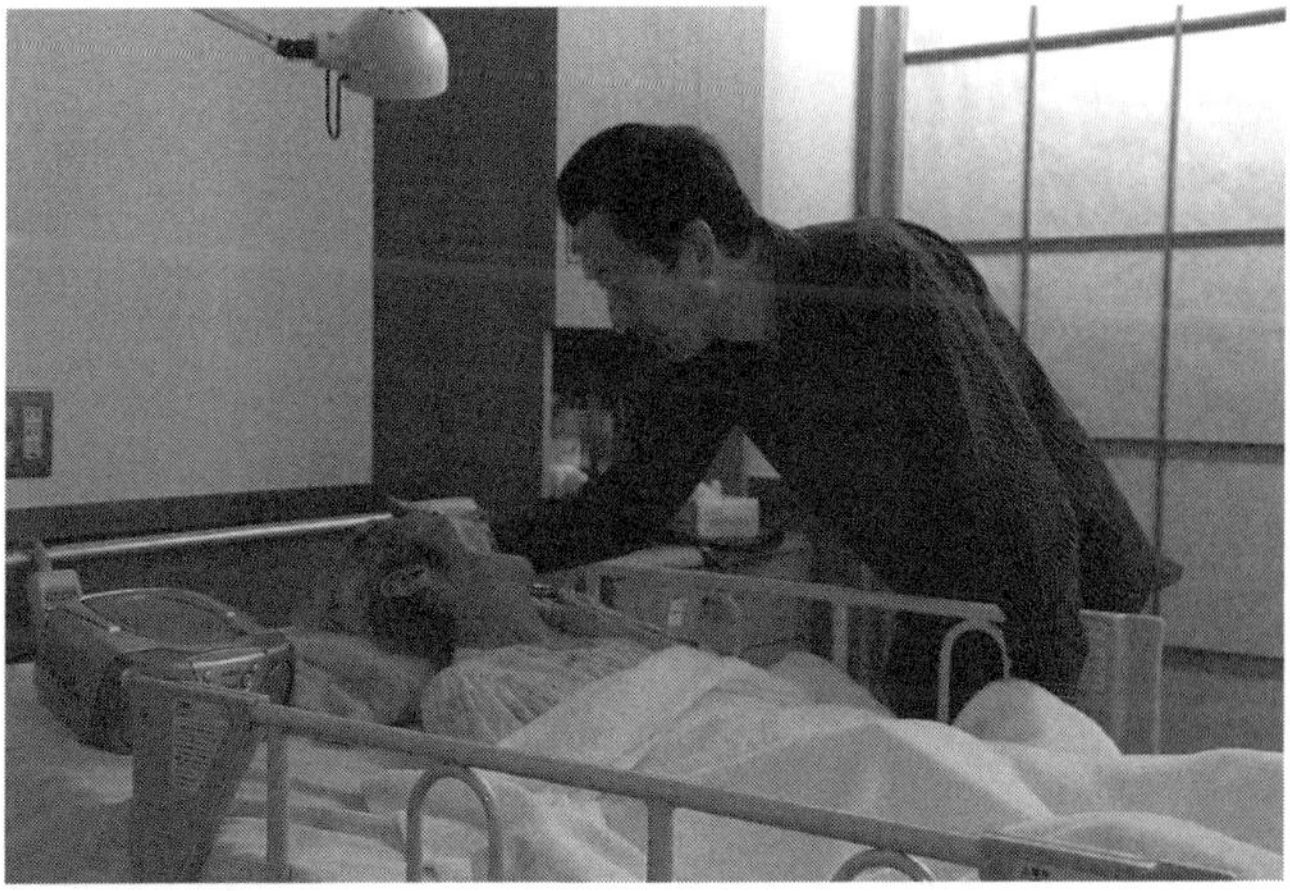

自然な最期を見守る日々。井川榮子さんを囲んで、
息子の茂樹さんとその家族にかけがえのない時間が訪れました

家族の心にも平穏を与える共同作業

榮子さんへのアイスクリームの提案をしたのは、芦花ホームの看護師さんたちだった。芦花ホームの看取りで大切にされているのは、亡くなる本人だけでなく、家族にも穏やかな気持ちで最期のときをすごしてもらうというものだ。

医療行為として、点滴や酸素の吸入などは行わない一方で、ケアできることを家族にもしてもらうことを重視している。榮子さんの場合はアイスクリームだったが、ときには、家族全員で最期に髪を洗ったり、アロマオイルを使ってハンドマッサージをしたり、湿らせたスポンジで口を潤したり……。

〝自然なかたちで看取る〟ということは〝何もせずに見ている〟のではない。小さな思い出の積み重ねが、残される家族の心の平穏につながっていくのではないか、と看護主任の田中さんは考えている。

「大切な人の体が、本当にゆっくりとした時間のなかで旅立ちの準備をしていく。そのことを受け入れるのは、ご家族にとって本当に心が苦しいことだと思います。その一方で、最期に向けての時間をともにすごせるのは、家族にとってかけがえのない時間であって、何もしてあげられなかったのではなく、少しだけどもしてあげられたね、という気持ちが悲しみを乗り越えて、最期を受け止めてもらえることにつながると思うんです。そのために、看護や介護のスタッフが家族にできることを周りからサポートしているんです。それには、医療ではなく、ケアという視点がとても大切だと私たちは考えています」

大切な人の死の受け入れ方

茂樹さんが泊まり込むようになって4日がたった。榮子さんはもう1週間以上、口を湿らす程度の水分のみですごしていた。早朝、榮子さんの部屋を訪ねると、茂樹さんは落ち込んだ様子で榮子さんの手を一生懸命さすっていた。これまでと違い、榮子さんの手に力がなくなってきたという。

「もう手を握り返す力がなくなりましたね。そして、少し冷たくなってきました。何もできないのでこうして温めているんです。孫の写真を見せても、もう反応することができなくなってしまいました」

さらに呼吸にも変化が出ていた。肩を使いながら大きく息を吸い込むような努力呼吸になっていた。様子を見にきた石飛さんに茂樹さんは改めてその不安を打ち明けていた。

「呼吸が少し荒くなってきたのですが、大丈夫でしょうか？」

石飛さんは、呼吸の様子を診た後、手足の先をさわりながら、静かにうなずいていた。榮子さんの指先はこれまでとは色が少し変わって紫色になっていた。血流が弱くなり、血液が末梢までめぐらないために起きるチアノーゼと呼ばれる現象と石飛さんは診ていた。そして、茂樹さんを部屋の外へと連れ出しゆっくりと語りかけた。

石飛さん「自分もね。正直のところはわからないけどもう榮子さんの余力はそんなにないはずです。苦痛はなくて、何かしてあげなくちゃいけないということではないと思う。もう、ある意味ではだって……。本当にゆっくり休めるんだから。お母さんもやっとほっとすると思うよ」

茂樹さん「いま、母親は一生懸命なんですよね。それを考えると。本当に辛くて……。すみません……」

石飛さん「一生懸命じゃないのよ。ゆっくり休もうとして、休んで向こうの世界にいく。お母さんはゆっくり休もうとしている。そういう状態だと思うんです。だから、何かしてあげようなんて思うのではなく、静かに横にいてあげたらいいと思いますよ」

大切な人がゆっくりと旅立ちの準備を進め、最期のときへと向かっていくその様をそばで見守り続けるのはどれほど悲しく辛いことだろう。それでも石飛さんは、静かに榮子さんに寄り添おう、と茂樹さんに伝えた。

「優しい母にぴったりの最期でした」

その日の夜、榮子さんの最期は静かに訪れた。血圧が下がり、榮子さんの呼吸がさらに弱くなっていった。茂樹さんが小さな声でつぶやいた。

「みんなで見守るか……」

〝最期を迎えるときは苦しくないのだろうか〟〝きちんと見送ることができるのだろうか〟ずっと消えなかった茂樹さんの不安。しかし、このとき、茂樹さんが榮子さんを見送る覚悟を決めたように私は感じた。母親の手を取りながら「大変だったね。大変だったね」と優しく語りかけていた。茂樹さんが榮子さんに伝えた最期の言葉だった。

榮子さんは92歳、老衰死だった。

家族みんなで母親を見送ることができた井川さん一家。取材の最期に次のような言葉を残していただいた。

孫の真一さん「非常に優しいおばあちゃんだったので、きれいに最期を終えてくれてよかったと思います」

茂樹さん「不思議な感じでしたね。息だけが緩慢になって、少しずつ弱まっていく。自然ななかで最期を迎えられたのはいかにも母にぴったりだったと思います。優しい母親だったので、本当にお世話になりましたと言いたいです」

妻のゆかりさんは、およそ1週間に及ぶ看取りの時間について次のように感じていると話してくれた。

「家族ですごした時間は、母が私たちにくれたとても貴重な時間だと思います。こんなに家族が長い時間一緒にすごせたのは本当に久しぶりでした。この時間をすごすなかでいろいろな話ができて、とてもいい経験だったと思います」

第8章

〝死ぬときは
苦しくないのか〟
最大の謎に挑む

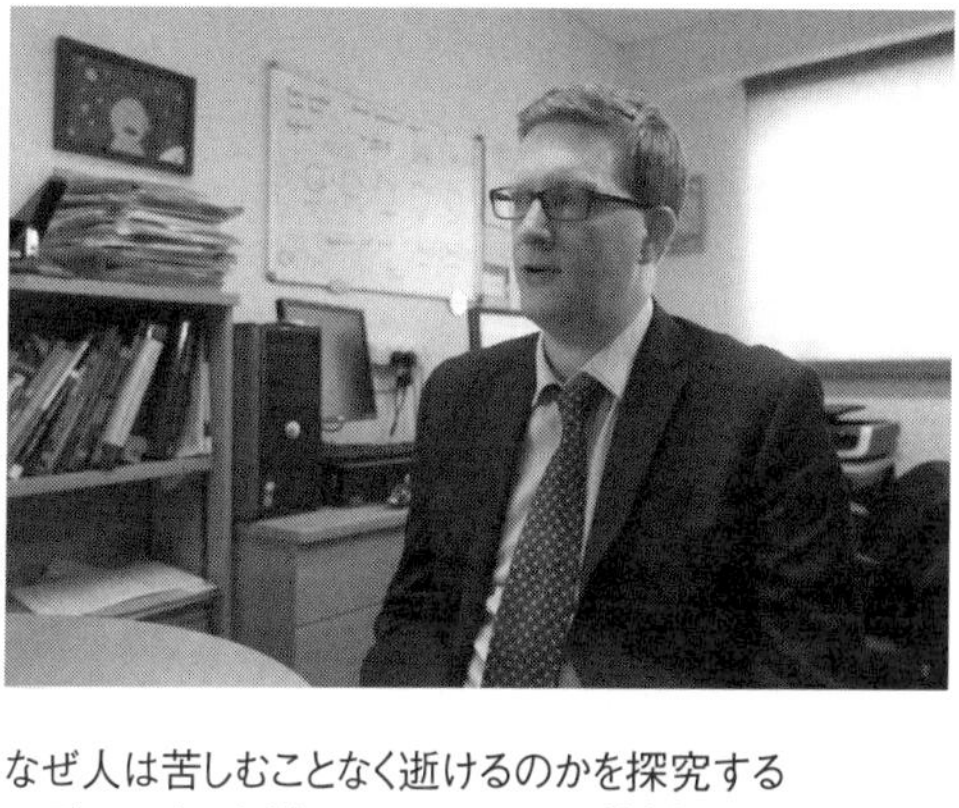

なぜ人は苦しむことなく逝けるのかを探究する
エディンバラ大学のマクルーリッチ教授

サイエンスパート

小笠原卓哉

「苦しい最期」を看取ってきた医師たちの確信

一進一退をくり返しながらも、国内外の多くの研究者に支えられ、少しずつ進んでいったサイエンスパートの取材。そのなかで、取材に最も多くの時間を費やしてもなお、一向に答えが見えない問題があった。

それが「人は死ぬとき苦しくはないのか?」という謎だった。まだ死とは縁遠いと思っている人でも非常に高い関心がある普遍的な問いであるし、病床にいる本人や看病にあたる家族にとっては、より切実な問題であるため、科学的根拠を示しながら実証的に答えていきたいと思っていた。

実は、取材を始めた当初は、ある程度、楽観的な見通しを持っていた。というのも、芦花ホームの石飛先生をはじめ、多くの患者の最期を看取ってきた医師は、口をそろえて「自然の経過に任せれば、苦痛のない穏やかな最期を迎えられる」と指摘していたからだ。

「なぜ、その人が苦しみを感じていないと言えるのですか？」と質問すると、おおむね返ってくるのは、このような返答だった。

「痛みや不快感があると、表情がゆがんだり、筋肉が強ばるもの。しかし、自然の流れで最期を迎える人には、そうした傾向は見られない。だから苦痛はないと考えられる」

そしてもうひとつ、先生たちが確信を持って断言できる理由は、「苦しみながら亡くなっていく人」も同様に看取ってきたからだった。

たとえば、点滴の量が多すぎたために、全身がぱんぱんにむくんでしまった人は、全身に倦怠感が強く出る場合があるという。それだけでなく、気道内の分泌物が増えることで、痰が出やすくなり、吸引の負担が多くなる。誤嚥性肺炎のリスクも上がるため、高熱と呼吸困難に襲われながら、最期を迎えることがしばしばあると指摘されている。

そうした場合と比べると、老衰で亡くなる人がいかに穏やかな最期であるか、先生たちはそのことをよくわかっているだけに、実感を込めて語られるのだった。

だが、テレビの世界で、そのような「相対評価」を映像化することは、どう考えても不可能だ。穏やかな最期を表現するための〝モノサシ〞として、苦しみながら亡くなる人の最期を伝えることは決してあり得ない。そうではない方法で、最期を迎える本人が苦しみを感じているかどうかを、どうすれば示すことができるのか……このアプローチ方法をめぐる取材が、実に困難を極めたのだった。

自然の鎮痛作用が働きだす条件

リサーチを進めると、やはりこの問題は関心が高いのか、さまざまな分野の専門家が具体的な事象やデータを示しながら、この謎に対する答えを導きだそうとしていることがわかった。

そのなかで、多くの専門家が論文などで言及していたのは、「低栄養・脱水状態に陥ると、鎮痛作用が働く」というものだった。こうした状況下では、βエンドルフィンなど痛みを緩和する物質が大量に作られる。さらに、体内で作られる「ケトン体」によって感覚の喪失が起こり、痛みを感じにくくするのだという。

つまり、死が近づき、食事や水分をとらなくなっていったとき、その流れに逆らうことをしなければ、人間の体は鎮痛作用が自然に働くようにできている、というのだ。確かに、βエンドルフィンは〝脳内麻薬〟として耳にしたことがあるし、空腹が続くと、ぼーっとして意識が遠のくような状態に陥ることも、感覚的には理解できる。

では、こうした指摘は、どのような研究に基づいているのだろうか。専門家が根拠として示している論文を見ていくことにした。すると、そのほとんどが、マウスなどの動物実験レベルにとどまっていることがわかった（なかには、イカの神経軸索を使った実験を根拠として引用しているものもあった）。これでは、科学的根拠としては弱く、説得力を持って伝えることはできない。もっと引いた目で見れば、自然な看取りを肯定するために、都合よくデータを解釈している、ともとられかねないのではないか、そのように感じた。

だが、臨死期にある人の体内がどのような状況にあるのかを調べるのは、やはり倫理的な問題が立ちはだかるのだろう、ヒトを対象にした研究は一向に見つからなかった。何か手がかりがないかと、改めて資料を見直していると、どの専門家も必ず引用している論文があることに気づいた。

論文のタイトルは「Is withholding hydration a valid comfort measure in the terminally ill?（水分を控えることは末期患者を楽にする妥当な処置か？）」

著者は、アメリカ、カリフォルニア大学のルイス・プリンツという研究者で、論文が発表されたのは１９８８年とかなり前のものだった。研究の動機となったのは、ホスピスの看護師の発見で、末期状態の患者の場合、医療行為として水分を補給したときよりも、脱水状態のときのほうが楽なように見えたことがきっかけだったという。

脱水と鎮痛効果の関係を示す根拠としては、やはり動物実験が用いられ、マウスでは餌が枯渇すると、脳の視床下部などでβエンドルフィンが増えることなどが示されていた。そして、人間の場合でも「断食・脱水状態では、おそらく麻酔作用のある合成物質が増加し、一定の麻酔効果が出るのだろう」と記されている。

このあたりの記述はほかの論文と大きくは変わらないのだが、論文の「結論」のなかに、気になる記述を見つけた。

「この研究が完了したとき、もし管からの水分・栄養補給を減らすことで患者の苦しみが緩和されるという結果が示されれば、そのような現象のメカニズムの解明が始まるだろう」

論文を見つけたときは、かなり古い研究ということで、期待よりも落胆のほうが大きかったが、未来の研究を予言するかのようなこの記述を目にしたことで、一気に期待が高まった。なぜ脱水や断食が鎮痛効果をもたらすのか、そのメカニズムが、ヒトを対象にした研究で調べられていれば、この謎の答えを示すことができる。プリンツ博士はいまも研究を続けているだろうか。すぐに、アメリカのリサーチャーに情報を送り、調べてもらうことにした。

1週間後、リサーチャーから送られてきたメールには、インターネット記事が添付されていた。

それによると、プリンツ博士は2010年3月に63歳で他界したとあり、医学界に多大な貢献をもたらした彼女の功績が、その死を惜しむ声とともに記載されていた。

プリンツ博士があの論文を発表したのは、41歳のころ、ということになる。おそらく研究人生のなかでも、特に精力的に取り組んでいた時期だったのではないだろうか。

その後、彼女が在籍していた研究機関などにもあたってもらったが、あの論文に続く研究が進められたという実績は見つからなかった。

自分のなかでの期待が大きかっただけに、とても残念な結果だったが、それだけこのテーマに関する研究は進展させるのが困難であるということが改めてわかった。論文が発表されてから30年近くたったいまも、多くの専門家が彼女の研究を拠り所としているのは、そうした理由からなのだろう。

このころ、芦花ホームの取材にあたっていた西山から、92歳になる母親の看取りをしている家族が、まさに「最期は苦しくないのか?」という不安を抱えているという話を聞いていた。

「母がみるみる痩せていく。ときおり、呼吸が荒くなるように見えるが、母は本当に苦しみを感じていないのだろうか。本人に聞きたくても話すこともできないので、心配で仕方がない」という。前章で紹介した、井川茂樹さんが抱いていた気持ちだった。

西山によると、こうした心配は多くの家族が共通して感じていることだという。

「石飛先生は、〝最期は苦しくない〟ことを、これまでの看取りの経験を踏まえて説明しているんだけど、家族は、目の前にいる人の状態しかわからないから、どうしても心配が尽きないみたいなんだ。なかには『やっぱり栄養や水分を与えたほうがいいのではないか』と、点滴や胃瘻の開始を申し出る家族もいる。最期は苦しいのかどうか、その疑問に対する科学的な答えこそが、看取る家族にとって、最も必要としている情報なんじゃないかと思う。そこに番組がどこまで近づけるか……」

プリンツ博士の研究について取材の望みが絶たれたいま、こうした家族の不安にどうすれば答えられるのか。これまでと違う視点でアプローチすることも含めて、取材の進め方を再考することにした。

オランダで行われた不快感レベルの測定

これまでは、「苦しみを感じることなく死に向かうメカニズム」を明らかにすることを目指してきたが、なかなか適当な研究は見つからない。その理由を改めて探っていくと、ふたつの障壁があることがわかってきた。

1. 臨死期の高齢者（ヒト）に対して、体内を調べるような侵襲的検査をすることへの倫理的問題

2．老衰の高齢者のほとんどは、認知症が進行しているため、苦痛を感じているかどうか、本人の意思を確認することができない

1は、他分野の研究でも指摘されてきた課題でもあり、これをクリアできない以上、ヒトを対象にメカニズムを説き明かすための研究を実現することは困難である。となると、被験者の様子を外側から見ていく観察研究のように、本人への負担が少ない方法で調べるのが現実的なのだろう。

だが、そこに立ちはだかるのが2だ。これは、前述した井川茂樹さんのように、家族にとっても切実な問題であるし、研究を進めるうえでも大きなハードルとなっていた。

これをクリアするような研究がないか調べていくと、末期がん患者を対象にした疫学調査があることがわかった。がん患者の場合、亡くなる直前まで意思を示すことができるケースが、認知症高齢者に比べて多いためだ。

いくつかの論文を見ると、がん患者の場合、終末期に栄養や水分を補給しても、栄養状態の改善は見られず、補給しないときに比べて苦痛が増してしまう、というデータなどが

示されていた。第6章で紹介した、アメリカ老年医学会のシェガ倫理委員長も、がん患者を対象にした研究をもとに、認知症高齢者の状態を推定していると答えていた。

このあたりが現在の研究の限界なのだろうか。素人感覚かもしれないが、「がん患者が苦しくなかったから認知症高齢者も苦しくないはずだ」というのでは、視聴者の納得は得られにくいのではないかと思った。もう少し核心に近い研究はないだろうか。

さらにリサーチを続けると、意思の疎通が困難な認知症患者であっても、苦痛や不快感の度合いを測定し、数値化する方法がいくつか開発されていることがわかった。そのひとつが、「DS-DAT」（不快感尺度-アルツハイマー型認知症）という方法だ。これは、①音のする呼吸、②ネガティブな発声、③悲しそうな表情、④おびえた表情、⑤渋面、⑥緊張したボディーランゲージ、⑦そわそわした動作、⑧満足そうな表情、⑨リラックスしたボディーランゲージの9項目を4段階で評価し、合計点を0（観察される不快感なし）から27（観察される不快感が最大）で示すというものだった。

そして、この手法を用いて、認知症の高齢者の不快感を初めて測定したのが、２００５年にオランダで行われた研究だった。調査の対象は、平均年齢85歳、１７８人の重度認知症高齢者。人工的な水分・栄養補給を実施しないと決定した後、不快感のレベルがどのように変化していくか測定し、亡くなるまで記録していった。その結果が２０１ページの図表11である。

人工的な水分・栄養補給の実施を見送った後の生存期間別に示されているが、「２日以内」「５日以内」「９日以内」、いずれのグループでも、死が近づくにつれて不快感レベルが下がっていく傾向が見られた。また、最も生存期間が長かった「42日以内」のグループでも、不快感レベルは低い状態が最期まで保たれていたことが明らかになった。

口から食べることや飲むことをやめた後、自然なかたちで看取ることは、安らかな最期を実現するための理にかなっていることが示されたのだ。

亡くなるときに人の脳はどうなっているか

人はなぜ、苦しむことなく最期を迎えることができるのか。その理由について改めて各国の研究者に見解を求めたが、大半は〝答えがない〟ことを意味するあの言葉、「Good

図表11　**不快感スコア（生存期間別）**

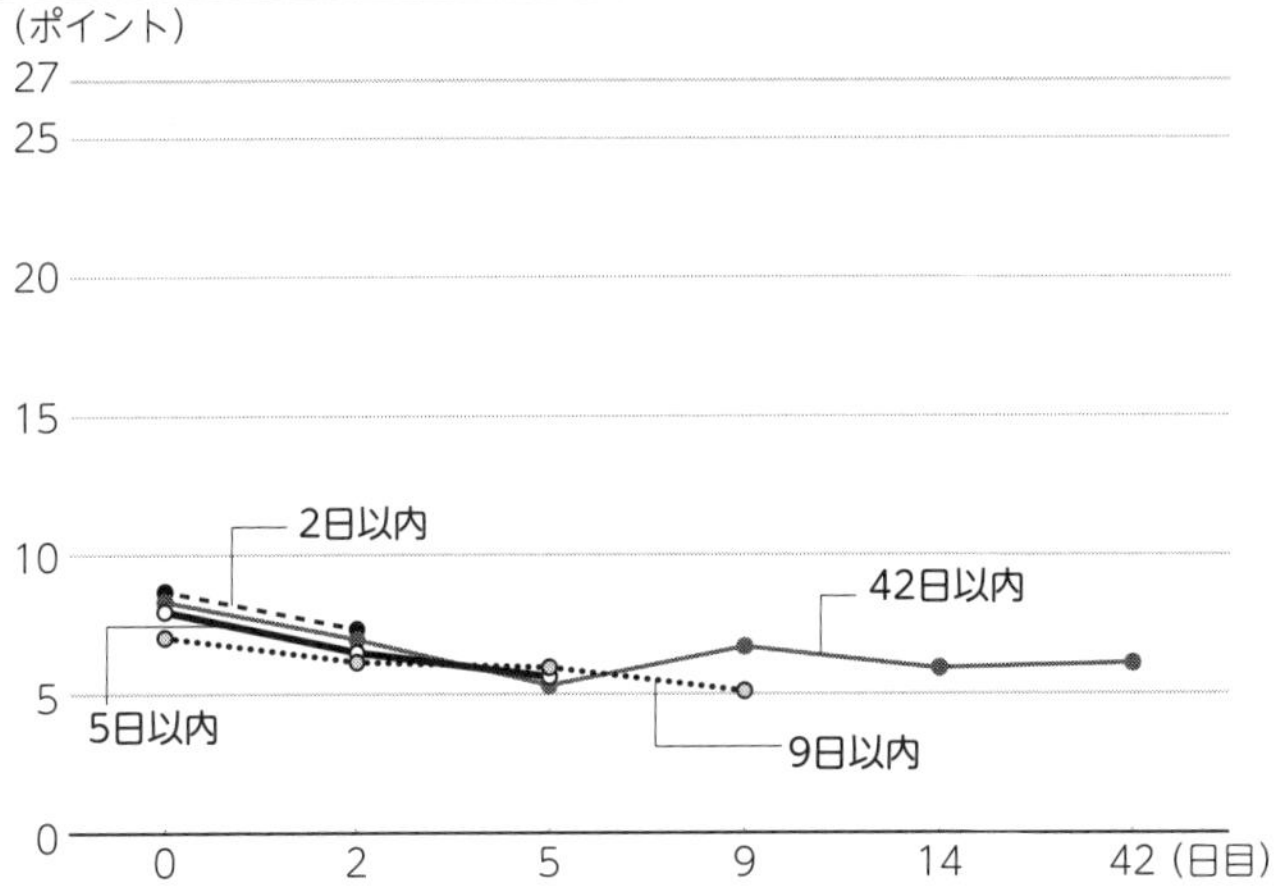

question」という回答だった。

　そのなかで、「とても重要なテーマなので、答えられる範囲でよければ、コメントしてもよい」という人物が現れた。イギリス、エディンバラ大学のアラスダー・マクルーリッチ教授。譫妄《せんもう》と呼ばれる意識障害や認知症などによる意識混濁など、高齢者の意識状態について研究を行っている専門家だ。

　２０１５年６月。アメリカとスウェーデン（第10章で詳述する）のロケを終えて、私たちはエディンバラへ向かった。

　スコットランド名物のバグパイプが鳴りわたる市街地を離れ、40分ほど車を走らせると、エディンバラ大学の建物が見えてきた。敷地があまりにも広大で迷走してしまったが、なんとか大学の広報の人と合流し、教授室にたどり着くことができた。

そこで待っていたマクルーリッチ教授は、その肩書から想像していたよりもかなり若く見えた（第8章扉の写真）。撮影の合間には、小学生だという子どもの写真などを嬉しそうに見せてくれ、〝子煩悩なパパ〟といった印象だ。そんな和やかな雰囲気で撮影を進められるかと思ったが、予想は早々に覆されてしまった。教授室まで聞こえるほどのアラームが、頻繁に鳴り響くのだ。

「すぐ隣に病床があるのですが、患者の意識状態が急変すると、こうやってアラームで呼び出されるんです」

譫妄で幻覚や興奮状態に陥る患者も数多く受け入れている施設だけに、必要不可欠な措置なのだそうだが、おかげでどこにいてもまったく気を抜くことができないという。

インタビュー中も何度かアラームが鳴って中断したが、そうしたなかでもマクルーリッチ教授は、私たちの質問にひとつひとつ丁寧に答えてくれた。

「自然なかたちで最期を迎えるとき、人は苦痛を感じますか？」

「すべての人に当てはまるかどうかはわかりませんが、ほとんどの場合、痛みはともなわないと考えています」

「そう考えるのはなぜですか？」

「痛みを感じる原因です。痛みというのは、体が傷を負ったとき、治す必要があることを脳に伝えます。しかし、死の間際にいる患者の場合、そうした反応が起きません。この段階では、脳自体が正常な機能を果たすことができなくなっているからです。従って、臨終の過程そのものは、痛みをともなわないのです」

マクルーリッチ教授が末期患者の脳を調べたところ、炎症を引き起こすサイトカインなどのたんぱく質が高濃度で検出され、脳が炎症によって萎縮・損傷していることがわかってきたという。それでも、本当に痛みを感じていないということをどうやって証明できるのか、という質問に対しては、こんな答えが返ってきた。

「自分で意思表示をすることがなくなり、終日静かに眠り続けている患者がいました。とても穏やかに見えましたが、それは本人が苦痛を表現できないだけかもしれない、そう思ってあることを試しました。その患者は、足を骨折していたのですが、患部に優しく触れてみたのです。すると穏やかだった表情は一変し、苦痛で顔をゆがめてしまったのです。それでわかりました、穏やかに見えるならば、それは穏やかなのだと」

現時点で言えるサイエンスの結論

あくまで一例で、科学的根拠にはなりませんが、と言って控えめな発言ではあったものの、なるほどと思わせるエピソードであった。研究に加えて、臨床の現場に身を置く医師の言葉には、独特の説得力がある。そして付け加えてもうひとつ興味深い話を聞かせてくれた。

「自然に亡くなるときだけでなく、軽度の肺炎などで亡くなるときでも、苦痛はないと考えられています。イギリスでは、肺炎を説明する言葉のひとつとして〝老人の友達〟という表現があります。肺炎で亡くなる高齢者は、眠るように穏やかな最期を迎えるからです。くり返しになりますが、こうした段階にある患者の脳は、老化にともなう慢性炎症（=インフラメイジング）などによって機能低下しているため、痛みを感じることはなくなっているのです」

マクルーリッチ教授は「イギリスでは……」と限定的な言い方をしたが、実はアメリカロケの際、フェダーコ教授も「肺炎は老人の友達」とまったく同じ言葉を使っていたことを思い出した。

そのときは、にわかには信じられなかったし、今回は老衰死に絞った取材だったため、その答えについて深掘りして聞くことはなかった。しかし、複数の医師から同じ指摘を受けたことで、「肺炎で亡くなるときであっても穏やかなのであれば、老衰死とされるような最期はなおさら安らかなのだろう」と感じるようになった。呼吸困難をともなうような激しい肺炎でなければ、それは、崖から死の淵に突き落とすようなものではなく、そっと手を取ってあの世に導いてくれるような存在なのだろうか。

そして、私たちは最後に、どうしても聞いてみたかった質問を投げかけた。

「多くの専門家に話を聞き続けていると、人にはもともと穏やかに亡くなる機能が備わっているのではないかとさえ、思うようになりました。人には生きる力だけでなく、〝死ぬ力〟のようなものがあるのでしょうか？」

「とても興味深い考え方ですね。私たち同僚のあいだでも、臨死期に意識混濁状態に陥るのは、痛みを感じないようにするための〝保護機能〟かどうか、議論したことがあります。確かに、患者本人が生きることをあきらめたかどうかにかかわらず、脳が〝もう回復できない〟と判断すると、意識レベルが下がり、深い眠りに陥ります。そうして痛みや死への恐怖から身を守っているようにも見えますが、まだ答えは出ていません」

このような議論をするのは10年ぶりくらいだ、と笑みを浮かべていたマクルーリッチ教授。

だが、別れ際になると、真剣な表情で、「われわれも〝治し生かす〟だけでなく〝よき死を支える〟ために何ができるか、今後はさらに考えていく必要がある。今日はそのことを気づかせてくれるよい機会だった」と話してくれた。

サイエンスパートとしては、結局、研究レベルにおいて、誰もが納得できる明確な答えを見つけることはできなかった。取材としては〝届かなかった〟というのが正直な気持ちだ。それでも、国内外の多くの研究者たちが、多忙を極めるなか、長時間にわたって取材に協力してくれたおかげで、「いまのサイエンスで言えるのはどこまでか」、その限界点に向かって取材を尽くすことができた。

きっと、私たちが投げかけた質問は、あまりに唐突で、乱暴で、未知なるものだったと思う。そんな問いが持つ意味を真剣に考え、ともに議論を重ねてくれたすべての研究者の方々に、心から感謝を申し上げたい。

第9章

家族が老衰死で受け取ったもの

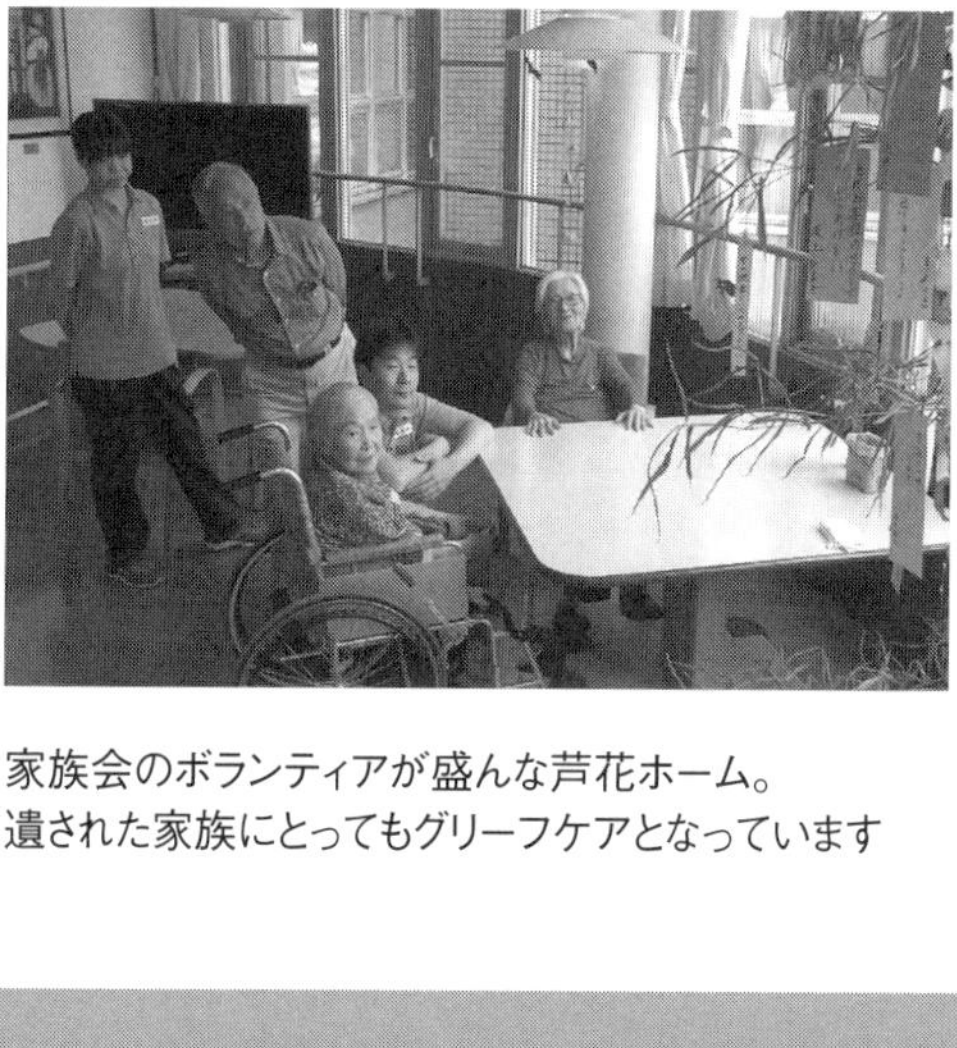

家族会のボランティアが盛んな芦花ホーム。
遺された家族にとってもグリーフケアとなっています

ドキュメントパート

西山 穂

平均年齢90歳が楽しむ無理しないリハビリ

半年間に及んだ芦花ホームでの取材を続けるなかで、私は人の老衰死は、老いというゆるやかな下り坂の延長線上にある自然な姿ではないかと思うようになった。それは、死の間際だけでなく、日常の穏やかさが施設の日々の暮らしにはあったからだ。

芦花ホームに入居されている人々の平均年齢は90歳。いちばん高齢だった人は１０２歳だった。施設を終《つい》の棲家《すみか》と考え、人生のまさに最終章をすごされていたが、その日々は実に平和で穏やかだった。入居者のほとんどが書道や華道などの趣味のクラブ活動を行っている。動物とふれあうイベントやスウィーツとお茶をいただきながら出し物を楽しむカフェイベントも定期的に開かれている。それぞれが無理のない範囲でできることを楽しむのが芦花ホーム流なのだという。

そして、そうしたイベントを行っているのは地域のボランティアの方々であったり、芦花ホームで家族を看取った遺族や入居者の家族だったりする。年老いた高齢者を地域の人々とともに楽しく支える。それは〝芦花ホームという温かい家族〟が入居者の老いの最終章を一緒に伴走しているかのようだった。

その一方で、体を積極的に動かし、回復のみを目的とするような激しいリハビリ運動などはほとんど行われていない。それは、決して何もしないということではない。

実は書道で言えば、楽しみながら手を動かすし、脳を活性化させる狙いがある。華道もきれいな花を飾ることで同じような効果が期待できる。いま残っている機能を生かしながら、その生活をできるだけ維持するという視点が大事だと看護主任の田中さんが教えてくれた。

「芦花ホームは、人生を長く歩んでこられた方々がゆっくりとすごす生活の場なのです。介護士も看護師も理学療法士もいますが、機能をよりよくしようとがんばるところではないと思うのです。〝生活リハビリ〟という視点が大事だと思うのです。椅子から立ち上がってトイレに座ったり、食堂に誘導するとき数歩でも歩けたりすることができる。生活に即した機能を支えながら、一方で、少しずつ何かができなくなることも受け入れていく。

そういう考えがここではやっぱり大事なんですね」

遺族が家族会を結成し芦花ホームを支える

芦花ホームには、家族会という組織があり〝ドリーム〟という名前でその活動を続けている。施設で亡くなった方の遺族や入居者の家族たちが定期的に集まり、ボランティアとしてイベントの開催や日々の食事介助などの手伝いをしている。遺族がなぜ自分の家族を看取った後も芦花ホームとかかわり続けるのか。私は家族会〝ドリーム〟のみなさんにお話をうかがうことにした。

3月中旬、家族会主催のお茶会〝喫茶たんぽぽ〟のイベントが開かれた。芦花ホームの1Fに喫茶コーナーがあり、午前中から家族会のみなさんが集まり、準備が始まった。喫茶のメニューはコーヒーに抹茶にリンゴジュース。そして、アイスクリームとお団子が用意された。お茶の時間を盛り上げたのは、地域で音楽教室を行っているボランティアの方の歌声だった。103名の入居者が順番に喫茶コーナーを訪れ、いつもと違う楽しい時間をすごしていた。

イベントの後、家族会では、反省会も兼ねてお茶を飲みながら互いの近況報告が行われた。ここではそれぞれ看取った家族の思い出を話したり、その後の気持ちの変化について語り合ったりする様子が見受けられた。その輪のなかには、いまも施設に入居している方のご家族もいて、さまざまな看取りのケースについて、当事者の思いを自然に共有することができていた。

家族会〝ドリーム〟の取り組みを取材して感じたのは、遺族には、たとえどんな穏やかな最期を迎えても、深い悲しみを感じることがあるということだ。しかし、互いの思いを語り合うなかで、その悲しみは少しずつ癒やされていく作用があるのかもしれないと感じた。同じ経験をしたからこそ、その思いを受け止め、理解し合えるのだと思う。穏やかな看取りの取り組みはひとつの家族から、次の家族へとバトンのように引き継がれていくようだった。

医療や介護の現場では、遺された家族の気持ちのケアについて「グリーフケア」という言葉がある。死別を経験した人に対して寄り添い援助することだ。芦花ホームでは家族会がグリーフケアの役割を担っているとも言えるのだろう。芦花ホームの家族会〝ドリーム〟の代表、木佐保彦さんは、その役割について次のようにお話ししてくださった。

「私はここで母を看取りましたが、自分が母にどこまで優しく接してあげられたかというといろいろ後悔の気持ちがあります。実は介護していて怒鳴ってしまったことがたくさんありました。いま思い返すとなんであんなことをしたのかなーと。施設で最期を迎えたのも本当によかったのかなという気持ちもありまして。一方で、施設のみなさんには本当にお世話になりました。母親にしてあげられなかった分、何かでお役に立てないかという気持ちがあり、寂しい気持ちを家族会の活動を通して埋め合わせているのかもしれません。参加してくださるみなさん、何かしらの気持ちがあって、活動することで共有し合う、それがいいところですね」

看取りの体験談から教えられること

家族会の話し合いに参加させていただき、それぞれの看取りにはさまざまなドラマがあることも教えていただいた。ご遺族からうかがった看取りのケースについて、ここにそのお話の一部をご紹介したい。

●介護スタッフと続けた交換日記の名前は「一喜一憂」

母が芦花ホームに入って1年ほどたったところで脳梗塞を起こしました。家族は、鼻から栄養をとる経鼻胃管をつけて母を診ていただくことにしました。しかし、今後、母がどうなっていくのか。仕事もあって、十分な話し合いができず、不安ばかりが募りました。

そんななかで介護スタッフの方が、交換日記をつけませんかと言ってくれたのです。日々の体の変化についてだけでなく、私たちの不安に、介護士、看護師、相談員、歯科衛生士のみなさんがそれぞれの立場で答えてくれました。

母の最期まで続いた交換日記の名前は「一喜一憂」。9ヵ月間にわたって母だけでなく、家族の私たちを施設のみなさんが支えてくれたのです。母の最期は穏やかでしたが、実は見送る私たちがいちばん穏やかな気持ちになれました。

●最期も、大好きな炭酸ジュースを飲んでお別れできました

食べることが難しくなった母親ですが、唯一口にできたものがありました。大好きだったレモン味の炭酸ジュースです。

栄養のある介護用のゼリーを何とか食べてもらおうとするのですが、なかなか口を開けてくれませんでした。一方で好きなジュースはむせないで飲み込むことができるんですね。おいしそうに飲むんです。本当に不思議だなと思いました。母の場合、死に水はレモンジュースでした。好きなものを飲んで、最期は本当にろうそくの火が消えるように静かに迎えました。

●延命医療を希望するのも家族、中止するのも家族です

私の場合は、母と最期の迎え方をきちんと話していなくて、食べられなくなったとき、結局は鼻から栄養を入れる延命医療を選択したんですね。それがだんだんと体が栄養を受け付けなくなり、迷って迷って迷い続けた末に、最期は管を石飛先生に抜いていただきました。

延命医療の中止という選択を家族が決断するというのは、本当に辛い選択だと思いました。食べられなくなったとき、延命の選択をしても、その次には中止というさらに重い選択が家族には待ち受けているんですね。

いまは、家族会に参加して、母と一緒にすごされていた入居者の方のために何かお手伝いができないかと思っています。施設に来るとなんとなく母の面影を感じることができるのですね。

「自然がいちばん楽だ」——石飛さんのメッセージ

私たちが半年間に及ぶ芦花ホームの取材で、最後に撮影したのは7月の芦花ホームの七夕だった（第9章扉の写真）。入居者が集まる食堂には、小さな笹飾りが用意されていた。毎年恒例の芦花ホームの七夕祭り。短冊には入居者ひとりひとりの願いが書き込まれていた（第4章扉の写真）。

「どら焼きが食べたい」「お寿司のウニが食べたい」。やっぱり食事に関する願いごとがたくさん飾られていた。なかには「万馬券があたりますように」なんて思わずほほえんでしまう短冊もあった。

老いを受け入れながらささやかな願いとともに暮らす芦花ホームの人々。幸せな最期のために尽力する医師の石飛さんも80歳となり、芦花ホームに来て10年が経とうとしていた。そして、老衰と向き合うなかであることを強く感じるようになったと言う。
「自然の摂理のなかで迎える老衰の最期は、こんなに穏やかなことかと本当に驚きました。私自身、芦花ホームに来るまでは知らなかったのです。精一杯生きて、やがていのちの火が自然と細くなって消えていく。それがいちばん楽な方法なのだということを学びました。ここで一例一例、くり返しながら、またそうだった、またそうだったと確信しているんです。先に逝く人がそれを見守る人に教えてくれているんだと思うのです。死は抗うものではない。受け入れるものだと。そして、いまは、死は負けではないと思うようになっています」

「死は受け入れるものである」
「死は負けではない」

半年間、老衰の最期を迎える方々の看取りの現場に立ち会わせていただきながら、感じてきた言葉にできなかったもやもやした思いが、石飛さんのインタビューによって端的に表現されていた。

人には自ら穏やかにいのちを閉じる力があるのか？

芦花ホームで老衰死を見つめた半年、私は誰にでも必ず訪れるその死には不思議な力があると感じるようになった。不安、迷い、悲しみ……。〝死〟を取り巻くさまざまなイメージが、きちんと〝死〟を見つめることで少しずつ変化していった。それは、周りで見送る家族も感じていたことではないかと思う。石飛さんが話されているように、確かに間近で見た〝老衰死〟の最期は負けではないのかもしれないと実感した。

そして、今回の番組、「老衰死　～穏やかな最期を迎えるには～」の最後のナレーションコメントは次のような言葉で結んだ。

「誰もが願う安らかな最期。人には生きる力とともに穏やかに人生を閉じる力もあるのかもしれませんね」

第10章

欧米で広まる「クオリティ・オブ・デス」の実践法

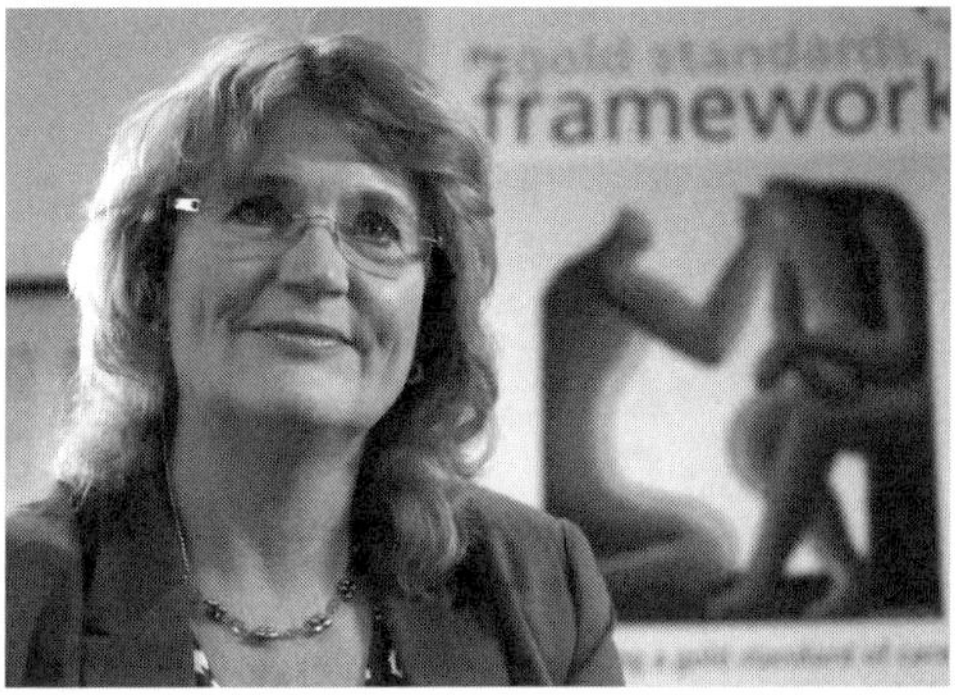

「死を否定することは、人生を最大限に生きていない、ということ」
イギリスでケアシステム革命を起こした家庭医のケリ・トーマスさん

サイエンスパート

小笠原卓哉

今回、私たちはサイエンスパートの海外ロケと並行して、欧米先進国の終末期医療・介護がどのように行われているのか、実態を取材した。この章では、そのなかでも特に印象に残った制度や取り組みについてご紹介したい。

〝死をタブー視しない〟スウェーデンの試み

福祉国家として世界的にも有名なスウェーデン。まず驚いたのは、老人ホームに入居する高齢者たちの暮らしぶりだった。私たちが訪ねたのは、ストックホルム郊外にある施設で、緑と海に囲まれた自然豊かな敷地内に約200人が暮らしていた。食堂では、衰えから震えが止まらなくなった両手を懸命に動かし、ナイフとフォークを使って食べている入居者たちの姿があった。

「自分が食べたいものを、自分で選んで、自分で食べる。それが『生きる』ということだよ。それができなくなったら、潔くこの世を去るまでだ」

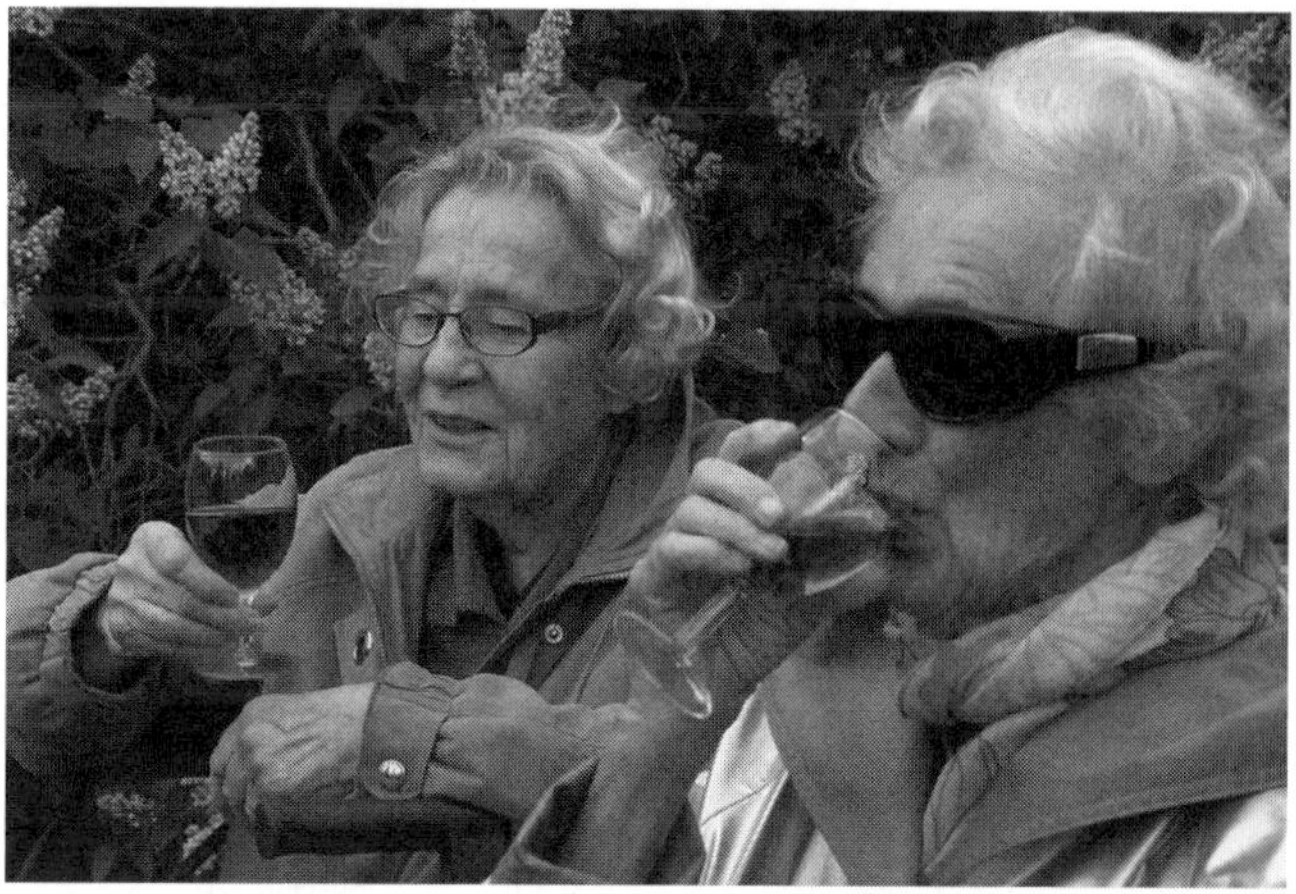

スウェーデンの老人ホーム、午後3時に庭園で始まった恒例のワインパーティ

87歳になる男性はそう言って、好物だという魚のソテーと豆料理を1時間近くかけて食べ終えた。

午後3時になると、今度は屋外の芝生広場に入居者が集まり始めた。ある人は歩行器を使い、ある人は車いすでやってくる。20人ほどがそろうと、始まったのはなんと、ワインパーティだった。天気のよい日は毎日開かれるという。女性陣はグラス片手に歌をうたい、男性たちは何やら熱っぽく語り合っている。

「私はもう85年も生きたんだよ！　楽しく生きなきゃ損でしょ」という女性。

「自分が満足できなかったなら、たとえ何年生きたって、十分な人生とは言えないだろう?」という男性。

どの人も心から楽しみ、日々をすごしていることが感じられた。

こうした高齢者がやがて迎える最期を、医療はどう支えているのか。スウェーデンでは、医療従事者のあいだである取り組みが広がっていることがわかった。

現地の言葉で「Brytppunkt samtal」、日本語に訳すと〝医療転換の会話〟という。これは、医療従事者が患者の予後が長くないと判断したとき、本人やその家族に真実を伝え、「治すための医療」から「安らかな最期を迎えるための医療」へとシフトするために行われる会話のことを指す。

いまはどのような状態なのか、これからどうなっていくのか、あとどれくらい生きられるのか、そのことを包み隠さずに話したうえで、患者の同意を得、負担の大きい投薬などを減らしていくのだ。日本では、がん患者に対するインフォームドコンセントでよく知られているが、スウェーデンでのこの会話は、あらゆる病気の患者に対しても行われ、老衰の高齢者についても同様だという。

現地では、在宅医療機関と大学病院を取材したが、どちらでも毎日、医療スタッフによるミーティングが行われ、患者ひとりひとりについて、〝医療転換の会話〟が必要かどうか、議論する場面があった。

スウェーデンではなぜ、こうした会話が重視されるようになったのか。国の老年医学界における重鎮である、カロリンスカ大学のヨーアン・レック教授がインタビューに答えてくれた。

「かつては、わが国でも人生をできるだけ長くすることに重きを置いていましたが、実際はうまくいきませんでした。代わりに起きたのはパラドックス・ヘルス＝〝人生を長くして、病気を長引かせる〟という事態でした。それは、本人にとっても、医療財政にとっても、大きな負担となったのです」

「〝医療転換の会話〟は、一見残酷に聞こえるかもしれません。しかし、患者本人や家族、そしてわれわれ医療従事者も、その人のいのちが終わりに近づいていることを覚悟することは、それぞれの精神の安定と、残された時間を意味あるものにするために、なくてはならないのです」

この20年ほどで、大きく変化してきたというスウェーデン医療のあり方。国民にも〝死をタブー視しない〟感覚が根付いてきたという。

しかし、最近は多くの移民が移り住むようになったことで、再び状況は変わってきているそうだ。異なる文化的・宗教的背景を持つ人たちのなかには、死について語ることを忌み嫌う人もおり、より慎重な対応が求められるようになっている。

今回のロケで医療通訳を務めてくれた現地在住の日本人女性は、普段看護師として働いている病院で、最後まで積極的な治療を望む家族の対応に苦慮したことがあったと明かしてくれた。

そのとき、何度も話し合いを重ねた末に、最終的に行ったのは、「極めて少ない量の点滴」。医療としては意味をなさない行為でも、「1滴ずつ水が体に入っている」という様子を見せることで、家族の納得感や心の安定が得られたという。

国として推し進める医療政策の方針や、多数を占める国民性、価値観というのはもちろんあるのだろうが、死についての考え方は個別性が大きく、多様である、ということもまた強く印象に残る取材であった。

「死の質」ランキングで伸び悩む日本

患者の生活の質をどう高めるか、ＱＯＬという言葉が使われるようになって久しいが、その一方で、いま注目されはじめているのが、「死の質＝クオリティ・オブ・デス（Quality of Death＝ＱＯＤ）」という言葉だ。死が迫ったときには、生に対して前向きな姿勢を求めていくＱＯＬよりも、安らかな最期の実現をはかるＱＯＤが重要である、という考え方の広がりが背景にある。

では、「死の質」とは何を指すのか。「終末期ケアに関する医療委員会」（アメリカ）は、質の高い死を「患者や家族の希望にかない、かつ臨床的・文化的・倫理的基準に合致した方法で、患者・家族および介護者が悩みや苦痛から解放されるような死」と定義づけている。

今回、私たちが注目したのは、死の質の高さを国別に評価した「ＱＯＤランキング」。これは、経済分析を行う、エコノミック・インテリジェンス・ユニット（イギリス、エコノミスト誌の調査・コンサルタント部門）が、「死を迎える人の痛みや家族の苦痛を和らげる医療システムがどれだけ整っているか」について評価し、点数化したものである。番組放送時は、2010年時点のランキング（世界40ヵ国を対象）に基づいてお伝えした。

ここでは、死の質を4つの領域に分けて判定している。

1．基礎的な終末期医療環境

平均寿命、GDPに対する医療費の割合、死者1000人あたりの医師数・看護師数・病床数、保健医療への社会保障支出、など。

2．終末期ケアの利用可能性

65歳以上の人口100万人に対するホスピス・緩和ケアサービスの利用可能性、終末期医療を受けた死者の割合、終末期医療を支えるボランティアの存在、緩和ケア政策の有無、など。

3．終末期ケアの費用

終末期医療に対する公的支援、患者の経済的負担、など。

4．終末期ケアの質

終末期医療の認知度、終末期医療研修の有無、鎮痛剤の利用可能性、終末期医療提供者の許認可、医師と患者関係の透明性、終末期医療に対する政策の態度、人工蘇生差し控えに対する政策の有無、など。

これらを点数化した結果の順位を図表12（231ページ）に示す。総合評価では、〝ホスピス発祥の地〟として有名なイギリスが第1位であった。続いて、オーストラリア、ニュージーランド、アイルランド、ベルギーと欧米など先進諸国が並ぶ。

それに対して、評価が低かったのは、中国、インド、ブラジルなど人口規模の大きな国々だった。

日本については、「医療環境」では世界2位となっていたが、「終末期ケアの利用可能性」では28位、「終末期ケアの費用」では31位と低い評価で、総合評価では40ヵ国中、23位にとどまっていた。

報告書には、高齢化が進む日本では、終末期ケアを必要とする人が数多くいる一方で、緩和ケアの専門家が少ないことが、重大な課題として言及されている。ちなみに、番組放送後に2015年版が発表されたが、こちらでは、日本は世界80ヵ国中、14位と順位を上げている。第1位は、前回に続いてイギリスだった。

連続世界第1位イギリスの「人生最終段階のケアシステム」

実際にイギリスでは、どのようにして「死の質」を高めているのか。そのカギを握るとして、各国の専門家から注目を集めているのが「ゴールド・スタンダード・フレームワーク（GSF）」と呼ばれる、「人生最終段階のケアシステム」だ。

イギリス国内にある総合医療機関の98％で同ケアシステムが導入され、老人ホームなどの介護施設においても、このプログラムに基づいたケアが普及している。私たちは、その実態を取材することにした。

訪ねたのは、GSFの認定を受けている施設のなかでも、最高ランクに位置づけられている、ロンドン郊外の老人ホーム。ケアにあたっているのは、最低2年間に及ぶケアトレーニングを修了した看護師や介護士たちだ。

施設自体は、スウェーデンの老人ホームに比べるとこぢんまりとしていて、日本のグル

図表12 「死の質」ランキング　上位5ヵ国・下位5ヵ国

順位	総合評価	終末期医療環境	終末期ケア利用可能性	終末期ケアの費用	終末期ケアの質
1	イギリス	スイス	イギリス	※オーストラリア	イギリス
2	オーストラリア	日本	ニュージーランド	※オランダ	オーストラリア
3	ニュージーランド	フランス	オーストラリア	※ニュージーランド	ニュージーランド
4	アイルランド	オランダ	スイス	※ノルウェー	ハンガリー
5	ベルギー	ベルギー	ベルギー		カナダ・アイルランド

※終末期ケアの費用について4ヵ国いずれも1位ということ

36	メキシコ	中国	ブラジル	ウガンダ	ウガンダ
37	中国	マレーシア	スロバキア	中国	インド・メキシコ
38	ブラジル	南アフリカ	ポルトガル	ブラジル	
39	ウガンダ	インド	ロシア	インド・メキシコ	ブラジル
40	インド	ウガンダ	中国		トルコ

(日本)	23位	2位	28位	31位	21位

ープホームに近い印象だ。入居しているのは、がんを患っている人や認知症の高齢者など20人ほどで、入居期間は平均で6ヵ月。つまり、その期間のうちに、スタッフに看取られ、亡くなっていくということだった。

QOD世界1位の国の施設だからといって〝隣の芝生は青く〟見えすぎることのないように、努めて客観的に取材するよう意識していたが、それでも驚かされたのは、スタッフたちの立ち居振る舞いだ。「ケアをしている」という印象が圧倒的に薄いのだ。

入居者のなかには、介護度の高い人もいるため、食事介助などはもちろんスタッフが行っている。ところが、たとえば午後のティータイムでは、入居者にパンケーキを食べさせながら、スタッフ自身もケーキを口にし、満足そうに笑みを浮かべている。

「きょうのケーキは焼き加減がちょうどいいわね」などと言いながら、入居者と同じ目線で会話を交わす、その様子からは、「ケアする人」と「ケアされる人」の境目が見えにくくなっていた。

ティータイムが終わった後、カントリーミュージックをかけてソファでくつろぐときなどは、スタッフも入居者と一緒に寝てしまうのではないかというくらい、リラックスしながら寄り添っていた。もちろん、スタッフはサボっているわけではない。よく見ると、一緒に目を閉じながらも、手は入居者の手や背中を優しくさすり続けていて、彼らが安心して眠りにつけるよう、気持ちを落ち着かせていた。

日本国内の取材では、献身的なスタッフに支えられた優良施設をいくつも見てきたが、さすがにこのような場面を見ることはなかった。似ていると感じたのは、芦花ホームに入居していた井川榮子さんを取り巻く家族の様子だった。最期の数日間は、全員泊まり込みで見守っていたこともあって、榮子さんを取り囲むように椅子をならべ、榮子さんのベッドに足をかけながら、一緒に寝入っている場面が記録されていた。

その場にいた西山は、「このまま誰も気がつかないうちに、もし榮子さんが息を引き取ってしまったら、みなさんはどう思うだろう」と落ち着かない気持ちだったそうだ。映像を通してその様子を見た私は、死は家族が作り出す日常の延長線上にあるもので、本来、非日常のものではない、というようにも思えた。その意味では、イギリスのこの施設も同じような空間であったし、スタッフたちの存在もまた、「家族」に近い感じがした。彼女たちの振る舞いのひとつひとつが、施設内に家庭的な雰囲気を醸成していく。〝最期のときをすごす場〟として、まさにふさわしい施設であった。

終末期はどうしたいかを確かめる月1度の面談

こうした日常的なケアと並行して、「死の質」を高めるために、GSFプログラムに基づいて行われているのが、月に1度、施設スタッフと入居者による意思確認の面談である。この日は、腎機能が悪化したために入居している78歳の男性との面談が行われた。

スタッフ「きょうは終末期に関する今後のことについて相談したいと思います。よろしいですか?」

男性「いいですよ」

スタッフ「今後、どのようなケアを受けたいと思っていますか?」

男性「引き続きこの施設で、これまでと同じ生活を続け、最期までここにいたいと思います。もし自分の身に何かが起きたとしても、病院には入院したくありません」

スタッフ「わかりました。では、もし今後、自分で食事をとることができなくなったら、そのときは、どうしたいですか？」
男性「私は、強制的な栄養補給は受けたくありません」
スタッフ「ほかに延命医療は望みますか？」
男性「蘇生はしてほしくありません。そのときが来たら、大きな苦しみを感じることなく、安らかに死にたいと思います」

その後、亡くなった後の葬儀の手配、埋葬の方法などについて確認し、「また気持ちが変わることがあれば、次の機会を待たずにいつでも話してください」と言って面談は終了した。

死をタブー視することなく、本人と直接話し合う点については、スウェーデンと同じだ。それに加えて、非常に重要だと感じたことが2点あった。

1．本人が〝元気であるうち〟に、最期のケアのあり方、死の迎え方についての希望を聞くこと

2．本人の〝最も新しい意思〟を、絶えず確認し続けること

日本でもこうした取り組みは徐々に広まってきているが、それでも依然として、延命医療を受けるかどうか、あらかじめ本人の意思を確認できなかったために、いざその事態になったときに家族が思い悩む、というケースが少なくない。その結果、芦花ホームの石飛さんが指摘するように、「誰のためなのかわからない医療」が施される事態に陥ってしまう。

しかし、最終段階における医療の選択は、最も重い決断である。「延命医療は受けたくない」と言っていた人が、その後、「やっぱり受けたい」と気持ちを変える、あるいはその逆の変化が、実際に、しばしば起きるそうだ。重要な意思決定を安易にしないためにも、本人の気持ちを常に確認していくこともまた、欠かすことができないと感じた。

「よき死」の仕組みを広めたトーマス医師の哲学

〝人生の最終段階を支える〟こうしたケアシステムが立ち上がったのは2002年。開発

したのは、イギリスでは「ＧＰ（General Practitioner＝家庭医・総合診療医）」と呼ばれる家庭医のひとり、ケリ・トーマスさんだ（第10章扉の写真）。

当時のイギリスは、容態が悪化すると入院し、そのまま病院で亡くなる人の割合が最も高かった。一方で、多くの人が、住み慣れた場所で安らかな最期を迎えたいと願っていることを実感した彼女は、そうした人たちの願いを叶えたいと、自宅や介護施設でも適切に看取ることができるような体制を作ろうと考えたのだった。

その取り組みは草の根的にイギリス全土に広がり、やがて国も「Ｇｏｏｄ Ｄｅａｔｈ」（よき死）を実現するためにゴールド・スタンダード・フレームワークの利用を推進するようになっていった。

私たちは、終末期医療に携わる看護師が受講する、ゴールド・スタンダード・フレームワークの研修会を取材することにした。会場に颯爽《さっそう》と現れたトーマスさんは、身長１８０センチ弱の私とほぼ同じくらい背が高く、色鮮やかな服を着こなし、独特のオーラを放っていた。そして、カリスマ性あふれるその佇《たたず》まいだけでなく、彼女が発する情熱に満ちた一言一言が、受講生たちを惹きつけていた。

「かつて私たちの国では、死を拒否し、まるで永遠に生きられるかのようにふるまうことがありました。それだけでなく、〝死は負けである〟とも考えていました。でも実際には、死は負けではありません。〝安らかに死ねないこと〟が負けなのです」

「死を拒否することにより、私たちは質の高い介護を提供できず、臨終を迎えるまで快適な時間をすごす支援ができませんでした。死というのは、予期しないときに起こる、ひどい悲劇となりました」

「私たちは医師や看護師として患者に医療を提供しているわけですが、人生の最後のときに私たちができることは何でしょうか。もし、私たち自身が人生の最後のときを迎えているとしたら、もっと違うことをしているのではないでしょうか。そのように見方を変えると、どうすれば患者さんが臨終を迎えるまで快適な時間をすごしてもらえるかがわかってくるのではないでしょうか」

「そうすれば、患者さんに早い段階で、『あなたにとって重要なことは何ですか？』『臨終のときに何をしてほしくて、何をしてほしくないですか？』『話をするのが難しくなったら、誰に代わりに話してほしいですか？』といった質問ができるでしょう」

「そのためにやらなければならないことのひとつは、死を直視することです。私たちはいずれ死ぬという事実を直視できれば、『死ぬ前の時間をもうちょっと違う方法ですごしたい。これはしたくないけど、これはしたい』と具体的に考え、より快適な時間をすごせるのではないでしょうか」

「死を否定するということは、人生を最大限に生きていない、ということになります。死を受け入れると、人生のクオリティが向上します。死ぬまでの日々をより幸せに暮らすことができるからです」

「とても素敵な言葉があります。〝死ぬときが来たら、死ぬ以外にやり残したことがないように生きろ〟、つまり、いずれ死ぬときが来るのだから、よい人生を送りなさい、ということです」

日本は今後、多死社会に直面する。２０１５年に１３０万人を超えた年間死亡者数はさらに増え続け、２０３９年には１６７万人まで達すると推計されている。少産多死の時代を迎えつつあるなか、死を考えることの重要性はますます高まっていく。「いかに生を終えるか」、そのことを考えていく重要性は、私たち日本人にこそ向けられている課題ではないだろうか。

エピローグ　生と死のリレーが安心を生む

ディレクター　西山　穂

ナレーション担当の樹木希林さんのメッセージ

今回、番組のナレーションをお願いしたのは俳優の樹木希林さんだ。樹木さんは10年にわたりがんとともに暮らし、全身にがんを患っていることを公表されている。

番組の趣旨を説明しナレーションのお願いをすると、快く引き受けていただけた。独特の語り口と樹木さんならではの言葉と言葉の〝間〟が、番組に優しさと深みを与えてくれた。

ナレーションを入れる際、映像とコメント台本を用意し、一度リハーサルを行ったのだが、その際、樹木さんは映像をくり返し見ながら、

「最期はこんなかたちで迎えられたら最高ね」

と笑いながらお話ししていた。そして、ナレーションの収録後、次のようなメッセージをいただくことができた。

「私たちの暮らしのなかに、〝生〟があるように〝死〟もあるんだということを感じさせてくれる番組だと思います。やっぱり、〝死〟というのが見えにくくなった。そのことが、〝死〟ってとっても恐いものということになっちゃったんだと思います。大切なことは、いままで生きてきた人がきちんと亡くなっていく〝最期の姿〟を見せるということなんだなとも感じました。そういう役目を人間は持っているのかなと……。私は、できれば、チューブにつながれるようなかたちで延命医療を受け続けて亡くなるよりも、自宅で自然なかたちで亡くなりたいなと思いました。ぜひ、多くの方々にご覧いただけたらいいですね」

寄せられた視聴者の方々からの反響

穏やかな最期はどうしたら迎えられるのだろうか。そんな気持ちから〝死〟について、

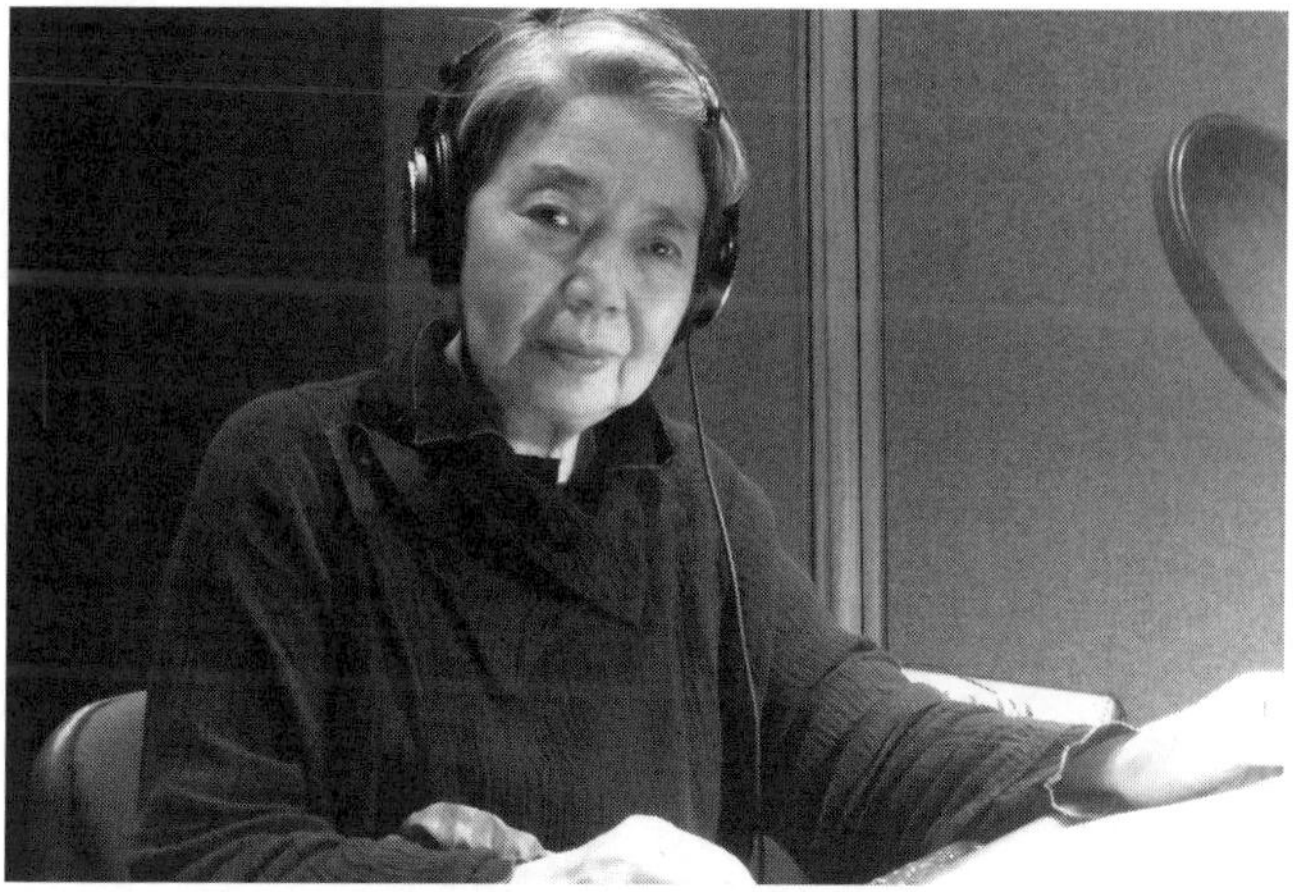

「最期はこんなかたちで迎えられたら最高ね」と感想を述べる樹木希林さん

真っ正面から取り上げ、同僚のディレクター小笠原とともに、結果的に世界の〝死〟の現状を取材することになった今回の番組。当初、タイトルに「死」がつくような番組を見てもらえるだろうかという不安があったものの、番組放送後、視聴者の方々から予想を超えるたくさんの反響をいただくことができた。

再放送のリクエストもＮＨＫに数多く寄せられ、結果的に総合波で４回の放送が行われた。また、海外に向けた国際放送でも英語版に翻訳された番組「Dying of Old Age Finding Peace at the End of Life」が、２回放送されることとなった。

日本のみならず世界中で、多くの人々が切実な問題として人生の最期のあり方について、向き合っていることを改めて感じた。

番組に寄せられた反響の一部をここにご紹介させていただく。

〈50代女性〉

わが家の状況にとって、とても必要な番組でした。

87歳の父は2011年に認知症と診断され、2015年の7月、現在の介護付き有料老人ホームに入りました。最近では食事をとれていても、体重が減少していること、睡眠の時間がとても長くなっていること、食事中でも寝てしまう、食事に対して無関心に見えること、番組で取り上げていたことひとつひとつが納得できました。

番組を見て、父が出発の準備をしているのだということをとても素直に受け入れられました。施設の医師とも、開口いちばんこの番組のお話になり、父の今後についてよく話し合いました。私自身が死を受け入れられそうなことをお話しし、施設のみなさんと看取り介護について改めて確認をさせていただきました。

〈50代女性〉

私も70代後半の親の介護を抱えています。番組を見ていて、理想の老衰死と思いました。食事を自分でとることの重要性がよくわかりました。また、海外で進むさまざまな研究は驚きの連続でした。

主人や子どもと、もっと死について積極的に話すようにしなければと思いました。自分のいのちは自分で決めていく。そういうことが求められる時代になったのだと改めて思いました。

〈60代男性〉

わが身に照らして考えさせられることの多い番組でした。これまでにも自然死をテーマにした番組を視聴したことがありましたが、改めて社会の趨勢《すうせい》として「自然の死を受け入れる」という考えが広がっているのだと感じました。

どのように生きるかがこれまでの大きなテーマだったが、どのように死んでいくかも同じように大切なテーマになっていることを理解できました。そして、私は井川茂樹さんと同じように肉親を看取れるのかと考えさせられました。

〈50代男性〉

老衰死についてさまざまな研究が進められていることに驚きました。日本の介護施設の食事と寿命の関係についての研究や、老衰の特徴がほかの病気と違い機能の低下した状態が長く続くゆるやかな過程だというのは、非常に説得力がありました。

また、イギリス、エディンバラ大学の研究で最期のときの意識の研究を伝えてくれたことは、老衰死に対する不安の解消に大きくつながったと思います。

〈60代男性〉

一昨年90代の母を看取りました。亡くなる2ヵ月前まで自分で歩き、自分で食べていましたが、肺炎で体調を崩し療養型の病院に入院となりました。当初は、点滴による治療、さらに、一度は人工呼吸器もつけました。しかし、人工呼吸器は見ていて辛そうで1週間後に外してもらいました。その後、徐々に衰えて最期は何もしないでそのままのかたちで2週間後に亡くなりました。

番組の中で、最期は苦しくはないというメカニズムを紹介されていましたが、母も今回の状況に近かったのかなと思い、感慨深いものがありました。

〈50代男性〉

「クオリティ・オブ・ライフ（ＱＯＬ）」という言葉は聞いたことがあったが、「クオリティ・オブ・デス（ＱＯＤ）」「死の質」というのは初めて聞く言葉でした。イギリスの終末期ケアで、死に向き合うことで人生は豊かになり死を受け入れることの大切さを説いていたが、本当にそのとおりだと思いました。

人は誰でも死を迎えるのだから、死を受け入れざるを得ないことを改めて学びました。そうであるならば、できる限り自然なかたちがいいなと思いました。


現在、介護の真っただ中におられる方からのお便りが多く、老衰死のメカニズムや、「死の質」を大切にするという潮流を、現実の看取りや介護に即して考えてくださっていることが感じられた。

ワールド・メディア・フェスティバルでの入賞

今回の番組は、英語の翻訳版をドイツで開催された国際的なテレビ番組のコンクールに出品させていただいた。その結果、ドキュメンタリー部門の健康カテゴリーにて、インターメディア・グローブ銀賞（カテゴリー2位）を受賞することができた。

欧米各国をはじめとする先進国では、日本と同じく高齢化と長寿化が進み、死のあり方への関心が高まるなかで、世界的にこの番組が評価されたことは、制作者として大変喜びを感じている。

海外の看取りの現場については第10章ですでに記しているが、欧米各国では、医療によって死に抗うのではなく、死を受け入れていくという大きな方向になりつつある。

一方で、実はアジア諸国では、そうした考えに至っていない国が多いのが現状のようだ。中国や韓国では、その文化的な考えから、食べられなくなった高齢者を自然に看取るという取り組みは進んでいないという。

死に対するそれぞれの国における価値観を否定することは当然できないが、穏やかな最期を望まないという人は、少ないのではないか。今回の番組、そして本書が、より多くの人々にとって、「人生の締めくくり」について考えるきっかけになればと願う。

おわりに

ディレクター　西山　穂

今回の番組を放送するにあたり、特に中村イトさん、井川榮子さんのご家族には、大切な人との最期の時間に一緒に立ち会わせていただき、取材にご協力をいただけたことを改めて深く感謝を申し上げたい。〝死〟を見つめ伝えるという番組が放送できたのは、何よりもご家族のご理解があったからこそだと改めて感じている。

また、芦花ホームの入居者の方々は、半年間にもわたる取材中、いつも温かく受け入れてくださった。その過程において、スタッフの皆様にもさまざまなお気遣いをいただいた。そして、何より、常勤医、石飛幸三さんには、取材の初めから終わりまで本当にお世話になった。改めて今回の取材テープを見直したところ、石飛さんへのインタビューは実にトータルで6時間近くに及んでいたことがわかった。未熟であるディレクターの質問にとことんお付き合いいただき本当に感謝申し上げたい。

サイエンスパートでは、取材の方向性を見いだすなかで、東邦大学医療センター大森病院の大津秀一医師、東京有明医療大学の川上嘉明准教授、東京大学大学院の小川純人准教授、そして、日本老年医学会の大内尉義理事長にも多大なご協力をいただいた。

また、東京大学大学院、死生学・応用倫理センターの会田薫子特任准教授には、世界の看取りの現状や日本における延命医療の実情についてご示唆いただいた。そのほか、取材に応じていただいた研究者の方々の熱意と日々の研鑽があったからこそ、〝死〟の一端に迫ることができたと考えている。

さらに、今回、出版というかたちで活字にもさせていただくことができた。取材の過程でお世話になったすべての皆様、そして、本書の企画段階から慣れない私たちを丁寧にご指導くださった講談社の呉清美さんに心より感謝申し上げたい。

２０１６年10月

執筆者プロフィール

松本卓臣(まつもと・たくおみ)

1972年生まれ。早稲田大学法学部卒業。96年NHK入局。長野放送局、福岡放送局、報道局社会番組部、首都圏放送センターでクローズアップ現代や特報首都圏などを制作。現在大型企画開発センター。NHKスペシャル「解かれた封印～米軍カメラマンが見たNAGASAKI～」(2008年・放送文化基金賞本賞、ヒューゴ・テレビ賞ドキュメンタリー部門金賞)、NHKスペシャル「“清算”の行方～諫早湾干拓事業の軌跡～」(11年・放送文化基金賞テレビドキュメンタリー番組賞)、NHKスペシャル「“認知症800万人”時代 行方不明者1万人～知られざる徘徊の実態～」(14年・菊池寛賞)などを担当。

小笠原卓哉(おがさわら・たくや)

1979年生まれ。一橋大学社会学部卒業。2003年NHK入局。神戸放送局、首都圏放送センター、スポーツ報道番組センター、仙台放送局などを経て、報道局社会番組部。主な担当番組は、NHKスペシャル シリーズ阪神・淡路大震災10年「焼け跡のまちは、いま ～鷹取商店街 再生の記録～」(05年)、NHKスペシャル「スクープドキュメント“核”を求めた日本～被爆国の知られざる真実～」(10年)、アスリートの魂「日本を元気づけたい～石川遼19歳の誓い～」(11年)、NHKスペシャル「巨大津波 知られざる脅威」(11年)、NHKスペシャル「3.11 あの日から2年 わが子へ ～大川小学校 遺族たちの2年～」(13年)など。

西山 穂(にしやま・みのる)

1980年生まれ。立教大学法学部卒業。2003年NHK入局。名古屋放送局、報道局社会番組部(おはよう日本)、首都圏放送センターなどを経て、報道局社会番組部。主な担当番組は、ホリデーにっぽん「愚痴聞き地蔵物語」(06年)、クローズアップ現代「入札成立せず～“脱”談合の波紋～」(07年)、ドキュメントにっぽんの現場「出稼ぎアパートの冬～三河・自動車産業の町で～」(08年)、特報首都圏「アルバイトに異変～トラブル急増の真相～」(15年)など。

NHKスペシャル
「老衰死
〜穏やかな最期を迎えるには〜」
制作スタッフ

語り	樹木 希林
	近田 雄一
タイトルCG	竹下 裕章（他）
撮影	伊藤 正人
	館岡 篤志
照明	川崎 弘至
音声	菅原 学
	森嶋 隆
映像技術	大野 雅信
映像デザイン	土手内 賢一
CG制作	本多 冬人
音響効果	日下 英介
編集	田島 義則
	伊藤 重則
ディレクター	西山 穂
	小笠原 卓哉
制作統括	松本 卓臣
	佐藤 網人

カバー写真提供：©William Potter/shutterstock

老《ろう》衰《すい》死《し》 大切《たいせつ》な身内《みうち》の穏《おだ》やかな最期《さいご》のために

2016年10月25日　第1刷発行
2016年11月25日　第2刷発行

著　者　NHKスペシャル取材班《しゅざいはん》

発行者　鈴木 哲

発行所　株式会社 講談社
〒112-8001
東京都文京区音羽2-12-21
電話　出版　03(5395)3522
　　　販売　03(5395)4415
　　　業務　03(5395)3615

印刷所　慶昌堂印刷株式会社

製本所　株式会社国宝社

ISBN978-4-06-220307-4 N.D.C.369 19cm　252p